Caroline Ferré und Jeanne Pigerol
Osteopathinnen

GANZ EINFACH SCHMERZFREI

130 Übungen gegen die häufigsten Beschwerden

Fotos:
Cécile Aubry, Jeff Habourdin

Bassermann

Inhalt

Vorwort

Dürfen wir uns vorstellen? Wir heißen Caroline Ferré und Jeanne Pigerol, sind im gleichen Jahr geboren und seit mehreren Jahren als Osteopathinnen tätig. Wir begleiten Patient*innen und stellen unsere Hände in den Dienst ihrer Gesundheit.
Nach der fünfjährigen Ausbildung haben wir Zusatzqualifikationen in Spezialgebieten wie Mutterschaft (Geburt, Wochenbett) und Pädiatrie (Kinderheilkunde) erworben.
Außerdem bieten wir in Unternehmen regelmäßig Workshops zur Muskelaktivierung und zur Vorbeugung von Beschwerden durch typische Körperhaltungen bei der Arbeit an.

In unserer Praxis haben wir festgestellt, dass Patient*innen uns oft aus den immer gleichen Gründen konsultieren. Dabei spielen beispielsweise ihre individuellen körperlichen Schwächen, ihre Vorgeschichte und ihre Körperhaltung bei ihrer beruflichen Tätigkeit eine Rolle.
Unser Anliegen ist, unseren Patient*innen einfache Übungen zu zeigen, die auf ihre Beschwerden abgestimmt sind und mit denen sie sich selbst helfen können.

Fast jeder ist schon einmal mit Schmerzen aufgewacht – an einzelnen Tagen oder regelmäßig. Mit Rückenschmerzen, Ischias, verspanntem Nacken, Muskelschmerzen oder Bauchschmerzen. Mit diesem Buch möchten wir Ihnen helfen, diesen Beschwerden vorzubeugen und akute Beschwerden zu lindern.

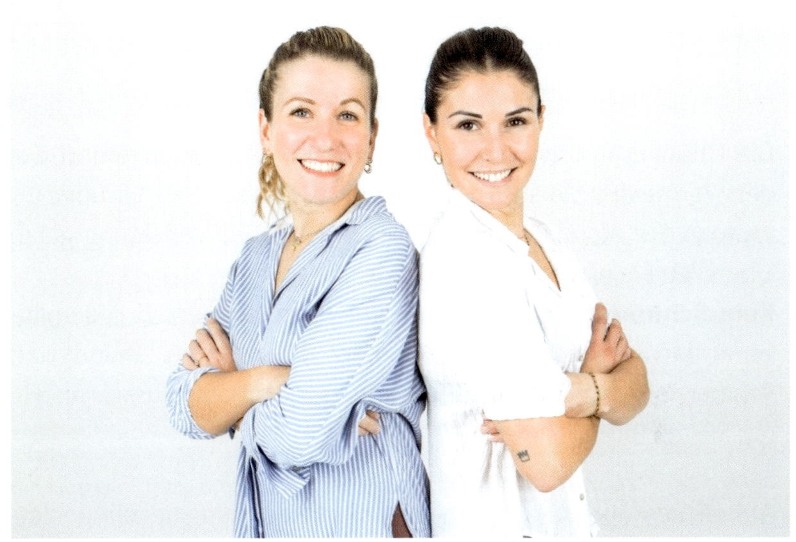

Die Übungen in diesem Buch sind einfach und für alle geeignet. So hat es jeder selbst in der Hand, alltägliche Schmerzen zu lindern und ihr Wiederauftreten zu verhindern.
Wichtig ist, die Übungen korrekt auszuführen. Darum haben wir uns um leicht verständliche Anweisungen bemüht. Alle Beispiele, an denen Sie sich orientieren sollten, mit einem grünen Häkchen gekennzeichnet. Typische Fehler, die Sie vermeiden sollten, erkennen Sie an einem roten X.

In den Kästen »Tipp« und »Extra« finden Sie zusätzliche Informationen und Vorschläge, um die Übungen abzuwandeln oder auszuweiten.

Wissenswertes

Die Übungen sollten langsam und schrittweise durchgeführt werden. Vermeiden Sie abrupte Bewegungen, zu schnelle Sprünge und wenden Sie niemals Gewalt an, sonst besteht Verletzungsgefahr. Übereilen Sie nichts.

Kein Schmerz! Eine Dehnung darf nicht schmerzen. Sie sollten keine Muskel- oder Gelenkschmerzen verspüren. Wenn doch Schmerz auftritt, zeigt er die Dehnungsgrenze des Muskels an. Hören Sie auf Ihren Körper.

Atmen Sie während der gesamten Muskeldehnung tief ein und aus. Atmen Sie durch die Nase ein und atmen Sie während der Dehnung tief und langsam aus. So kann sich der Muskel entspannen und lockern.

1. **Beweglichkeit:** Führen Sie jede Übung in 1 bis 2 Sätzen von je 5 Wiederholungen aus. Danach die Seiten wechseln.
2. **Dehnung:** Führen Sie jede Übung mindestens einmal 30 Sekunden lang aus. Falls nötig, wiederholen.
3. **Kraftaufbau:** Führen Sie jede Übung mindestens einmal 30 Sekunden lang aus. Falls nötig, wiederholen.

Sie haben keine Zeit? Tun Sie, was Sie können! Wenig ist immer noch besser als gar nichts. Es ist erwiesen, dass Dehnungsübungen zur Verbesserung Ihres allgemeinen Gesundheitszustands beitragen.

Achtung: Wenn Sie unter chronischen Schmerzen leiden, die seit mehreren Wochen/Monaten anhalten, sollten Sie sich an Ihre Ärztin oder Ihren Arzt wenden, und lassen Sie sich ggf. an eine Spezialklinik überweisen.

Die Übungen in diesen Buch zielen darauf ab, verschiedene Körperstrukturen zu entspannen und zu mobilisieren. Sie können helfen, Schmerzen im Alltag vorzubeugen und zu lindern. Sie können jedoch **keinesfalls** Beratung und Behandlung durch qualifizierte Spezialist*innen ersetzen. Wenn Schmerzen über einen längeren Zeitraum anhalten, ist eine ärztliche Untersuchung unbedingt notwendig, um festzustellen, ob eine Erkrankung oder Verletzung vorliegt.

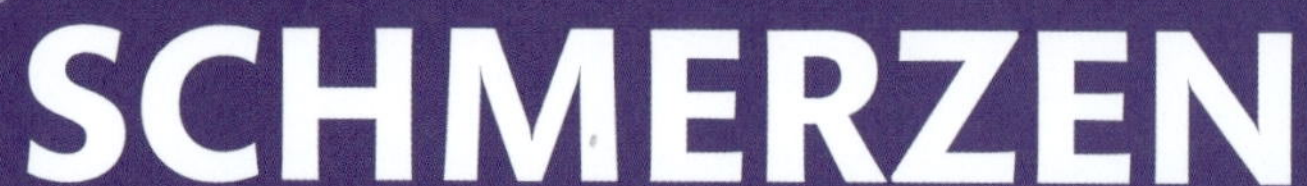

SCHMERZEN

DER UNTEREN GLIEDMASSEN

DER FUSS

Das Fußgewölbe

Als Fußgewölbe bezeichnet man die gesamte Unterseite des Fußes, die - wie der Name verrät - eine gewölbte Form hat. Seine Aufgabe ist es, für Stabilität zu sorgen und Stöße zu dämpfen. Die Plantarfaszie ist ein faseriges Band, das am Fersenknochen ansetzt und sich bis zu den Zehengrundgelenken erstreckt. Schmerz im Bereich der Fußsohle kann durch vielfach wiederholte Bewegungen verursacht werden, die mit der Zeit zu einer Überdehnung der Faszie und zu Mikrorissen führen. Diese Art von Schmerz ist kein unabwendbares Schicksal und es gibt Übungen, die ihn lindern können.

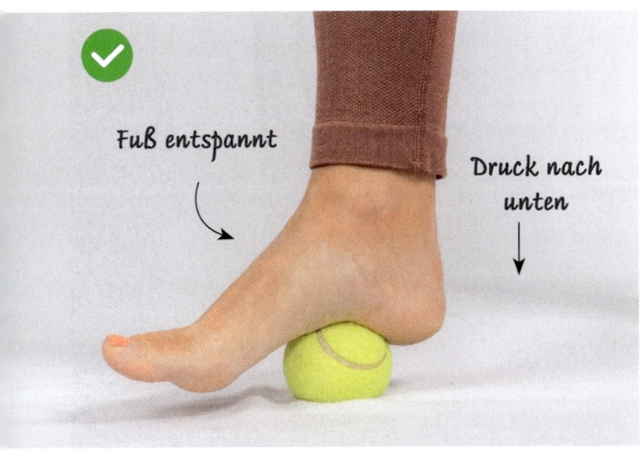

ÜBUNG 1: Fußmassage

Sie benötigen einen Fußmassageball oder einen Tennisball. Setzen Sie sich auf einen Stuhl. Legen Sie den Gegenstand auf den Boden und stellen Sie Ihren Fuß darauf. Rollen Sie den Gegenstand zuerst vorwärts und rückwärts, dann von links nach rechts. Üben Sie dabei einen kontrollierten, nicht zu starken Druck aus.

Extra

Um den Druck zu verstärken, führen Sie die Übung im Stehen durch, und verlagern Sie Ihr Körpergewicht auf den betreffenden Fuß. Dann den Ball rollen, wie oben beschrieben.

ÜBUNG 2: Dehnung der Plantarfaszie

Variante 1: Sie können ein elastisches Trainingsband oder ein Handtuch verwenden. Setzen Sie sich mit geradem Rücken auf den Boden und strecken Sie die Beine aus. Das Trainingsband oder Handtuch um das Fußgewölbe führen und die Enden mit den Händen festhalten. Die Zehen zum Körper heranziehen und den Fuß gerade halten.

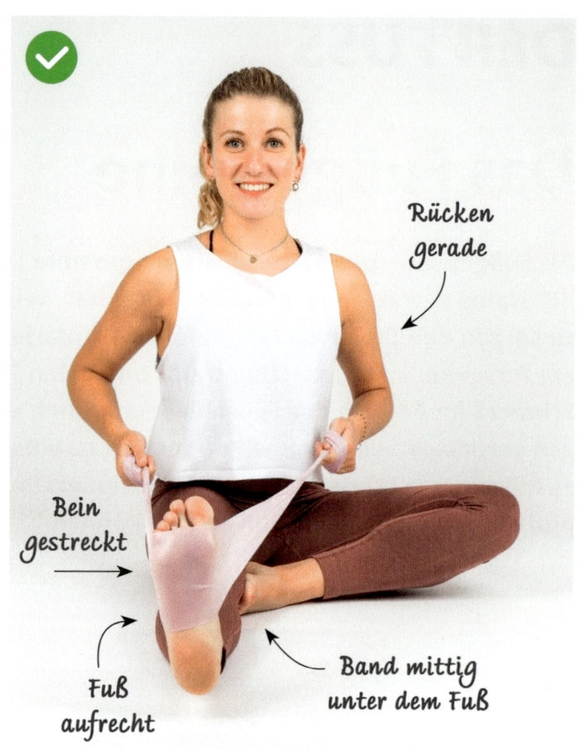

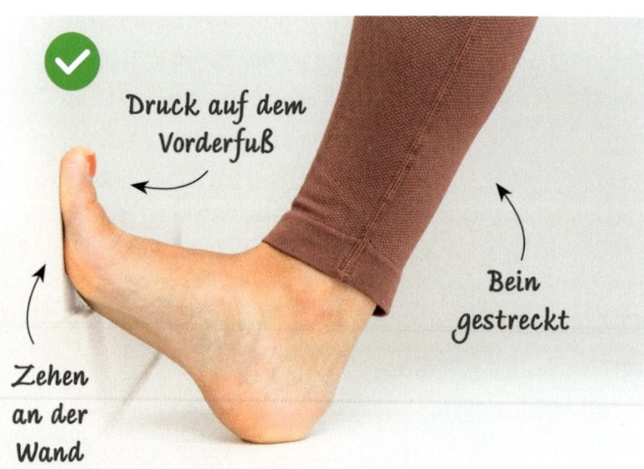

Variante 2: Zur Dehnung der Faszien und Wadenmuskeln stellen Sie sich vor eine Wand. Fußballen und Zehen berühren die Wand, die Ferse steht auf dem Boden. Schieben Sie Ihr gestrecktes Bein nach vorn, sodass Sie eine tolerierbare Dehnung des Fußgewölbes spüren. Die Position etwa 15 Sekunden lang halten, dann lösen.

ÜBUNG 3: Stärkung der Muskeln des Fußgewölbes

Sie sitzen auf einem Stuhl, der Fuß steht auf dem Boden. Das Gewicht sollte gleichmäßig zwischen der Ferse und dem großen Zeh verteilt sein. Drücken Sie Ihre vier »kleinen« Zehen auf den Boden und versuchen Sie, Ihren großen Zeh anzuheben. Prüfen Sie mit den Fingern, ob sie eine Kontraktion im inneren Fußgewölbe spüren. Versuchen Sie, die Zehen so wenig wie möglich in den Boden zu krallen.

Tipp

Mit der Zeit können Sie diese Übung auch im Stehen auf einem Kissen oder einer weichen Matte durchführen. So steigern Sie den Schwierigkeitsgrad.

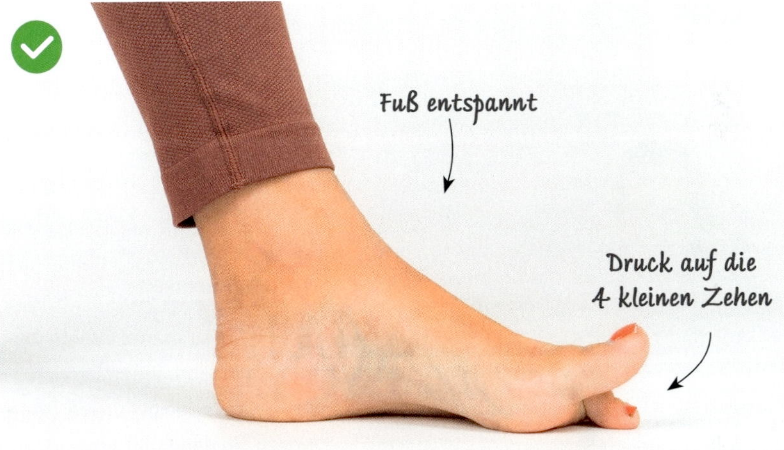

Tipps

So können Sie Schmerzen im Fußgewölbe vorbeugen:

- *Vermeiden Sie Übergewicht.*
- *Tragen Sie gut passende Schuhe, die ausreichend Halt geben.*
- *Beginnen Sie nicht zu intensiv mit einer neuen sportlichen oder körperlichen Aktivität.*
- *Kühlkompressen helfen, die Nervenenden zu entlasten.*

DER KNÖCHEL

Knöchel- und Fußverletzungen treten recht häufig auf, vor allem, wenn es an Beweglichkeit mangelt.
Wenn Sie sich die Zeit nehmen, die Beweglichkeit Ihres Knöchels und Ihres Fußes zu verbessern, werden Ihre Gelenke gestärkt und das Risiko von Verletzungen im Alltag verringert. Mobilitätsübungen sollen dazu beitragen, den Bewegungsumfang eines Gelenks zu vergrößern, was wiederum das Gelenk stärkt und es auf unerwartete, eventuell heftige Bewegungen vorbereitet.

BEWEGLICHKEIT

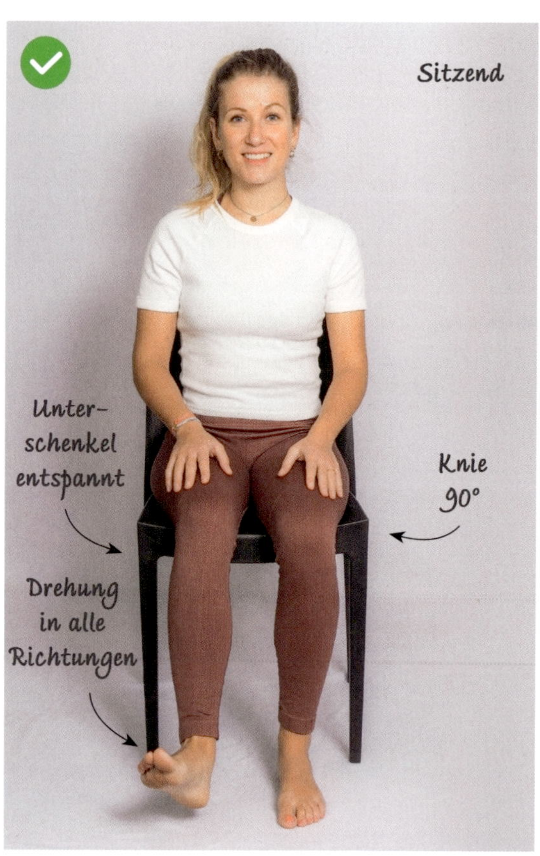

ÜBUNG 1:
Knöchel kreisen

Führen Sie langsame Drehbewegungen aus, um jeden Bereich des Gelenks aufzuwärmen. Bewegen Sie den Fuß zuerst im Uhrzeigersinn und dann gegen den Uhrzeigersinn. Sie können diese Übung im Sitzen und/oder im Stehen durchführen.

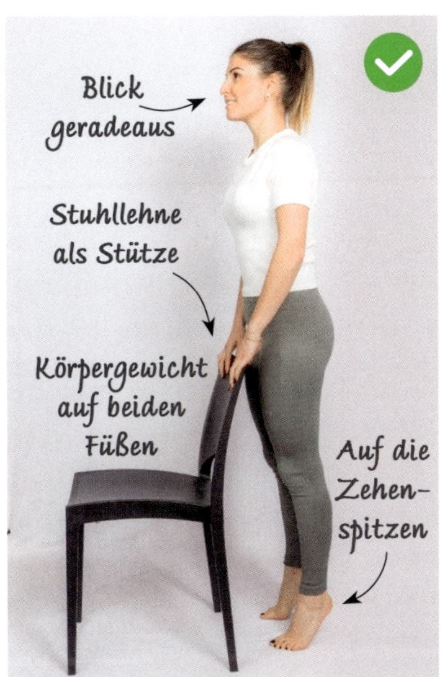

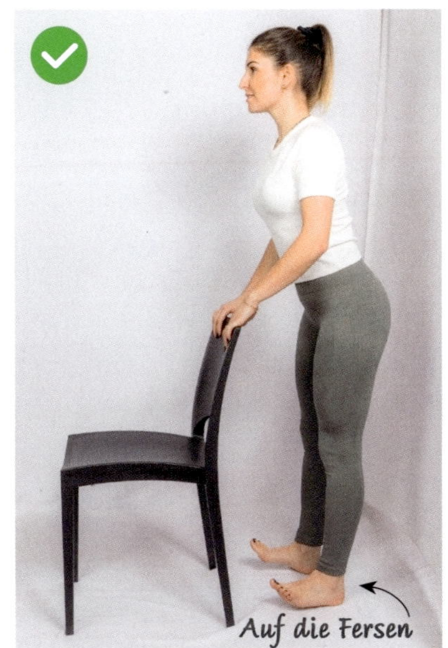

Übung 2: Zehen- und Fersenstand

Sie brauchen einen Stuhl, um das Gleichgewicht zu halten. Stehen Sie hinter dem Stuhl und legen Sie Ihre Hände auf die Rückenlehne des Stuhls. Heben Sie sich langsam auf die Zehenspitzen. Kommen Sie dann in die Ausgangsposition und heben Sie die Zehen an.

DEHNUNG

Übung 1 : Das linke Knie leicht gebeugt

Sie stehen aufrecht, die Füße stehen nebeneinander, die Knie leicht gebeugt. Atmen Sie ein, während Sie den rechten Fuß auf den Zehen nach vorn schieben. Beim Einatmen das Körpergewicht nach vorne verlagern, um den Knöchel zu strecken.

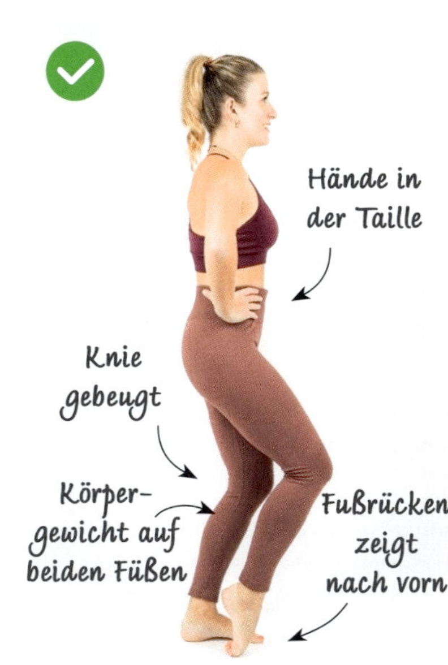

KRÄFTIGUNG

Übung 1: Körperwahrnehmung

Sie stehen in der Nähe einer Möglichkeit zum Abstützen (falls Sie das Gleichgewicht verlieren) und heben ein Bein leicht nach hinten. Das Knie des Standbeins ist leicht gebeugt. Versuchen Sie, Ihr Gleichgewicht zu halten. Wenn Sie sich sicher fühlen, können Sie auch die Augen schließen. Halten Sie die Position.

Augen geschlossen
Arme zum Ausbalancieren leicht abgespreizt
Standbeinknie leicht gebeugt
Auf einem Bein stehen

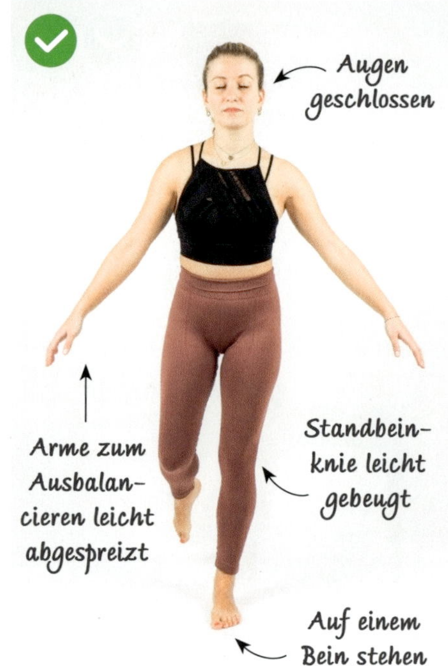

Extra

Wenn Sie sich stärker fordern möchten, führen Sie diese Übung auf einem Kissen oder einer Matratze durch. Dadurch wird Ihr Stand instabiler.

Übung 2: Die Muskeln an der Außenseite des Knöchels

Setzen Sie sich mit gestreckten Beinen auf den Boden. Legen Sie ein Trainingsband um Ihre Füße. Nun das Band spannen, indem Sie den rechten Fuß so weit wie möglich zur Seite drehen – aber ohne das Bein nach außen zu drehen. Mit dem linken Fuß leicht dagegen halten. Anschließend die Seiten wechseln.

Diese Übung stärkt die Muskeln an der Außenseite des Knöchels.

Sitzend, Beine gestreckt
Rechter Fuß nach außen
Trainingsband um die Füße

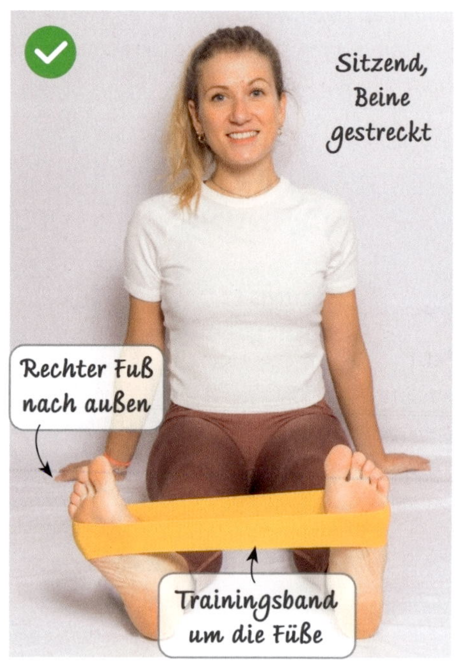

Sitzend,
Beine
gekreuzt
Trainingsband
um die Füße
Rechter Fuß
nach innen

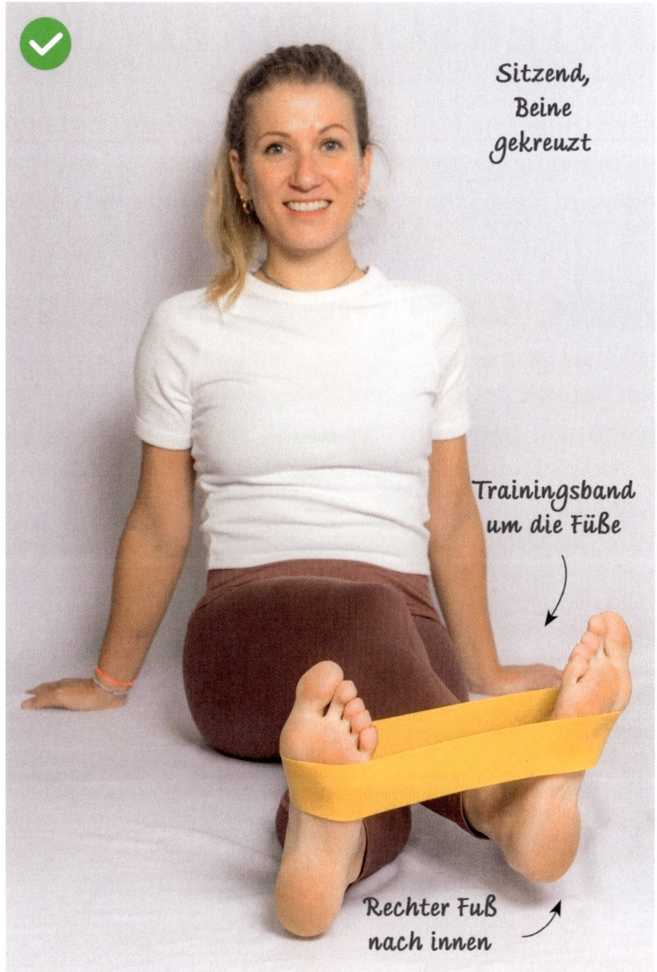

Übung 3: Muskeln an der Innenseite des Knöchels

Setzen Sie sich mit gekreuzten Beinen auf den Boden. Legen Sie ein Trainingsband um Ihre Füße. Nun das Band spannen, indem Sie den rechten Fuß zur linken Seite drehen – aber ohne das Bein zu drehen. Mit dem linken Fuß leicht dagegen halten. Anschließend die Seiten wechseln.
Diese Übung stärkt die Muskeln an der Innenseite des Fußgelenks.

DER UNTERSCHENKEL

Schmerzen in den Unterschenkeln können im Alltag lästig und hinderlich sein. Denn wie soll man richtig gehen oder sogar stehen, wenn die Beine schmerzen? Glücklicherweise sind diese Schmerzen kein unabwendbares Schicksal.

Die Wade und die Achillessehne

Die Wade ist ein Bereich zwischen dem Knie- und dem Knöchelgelenk. Sie besteht hauptsächlich aus dem Musculus triceps surae, der sich in die Achillessehne fortsetzt. Er spielt eine entscheidende Rolle bei der Bewegung des Fußes während des Gehens.

BEWEGLICHKEIT

Übung 1: Beweglichkeit auf den Zehenspitzen

Sie stehen aufrecht vor einem Stuhl, die Hände auf der Rückenlehne. Die Füße sind hüftbreit geöffnet. Stellen Sie sich auf die Zehenspitzen, um die Waden anzuspannen. Beim Einatmen die Fersen zum Boden senken, beim Ausatmen wieder auf die Zehenspitzen stellen.

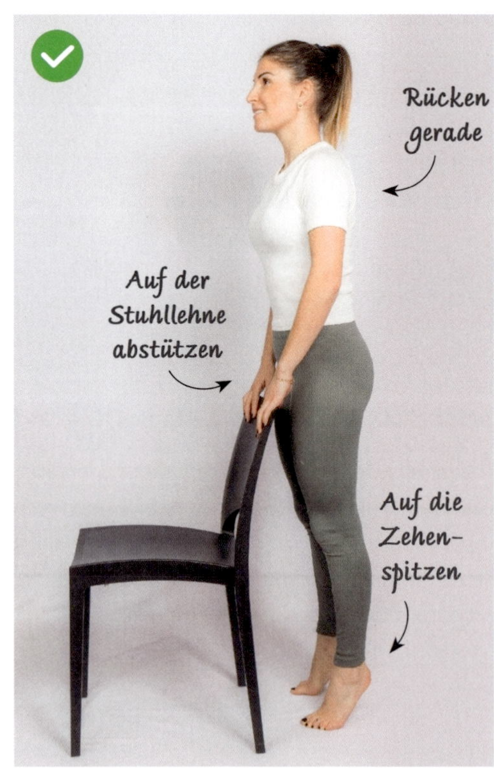

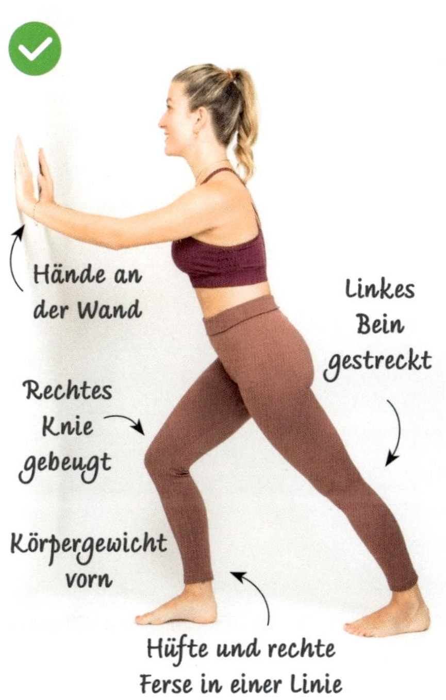

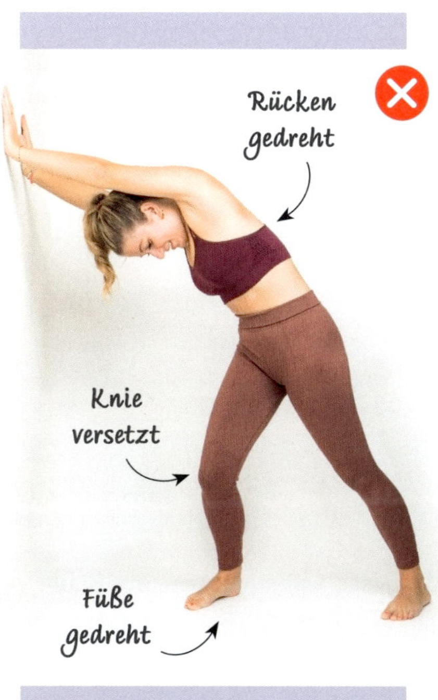

DEHNUNG

ÜBUNG 1: Dehnung der Wadenmuskulatur, stehend

Stellen Sie sich vor eine Wand, ein Bein hinter das andere, die Füße schulterbreit auseinander, die Zehen zeigen nach vorne. Stützen Sie sich mit den Händen an der Wand ab und beugen Sie das Knie des rechten Beins leicht, während die Fersen auf dem Boden bleiben. Lehnen Sie den Oberkörper zur Wand vor, und strecken Sie dabei das andere Bein, bis Sie eine Dehnung in der Wade spüren. Der Kopf, die Hüfte und die Ferse sollen eine Linie bilden. Anschließend mit dem anderen Bein wiederholen.

Übung 2: Dehnung der Wadenmuskulatur, sitzend

Strecken Sie ein Bein vor sich aus. Legen Sie ein langes Handtuch um den Fußballen, und halten Sie die Enden mit beiden Händen fest. Ziehen Sie das Handtuch vorsichtig zu sich heran, während Sie das Knie gestreckt halten, bis Sie eine Dehnung in Ihrer Wade spüren. Mit dem anderen Fuß wiederholen.

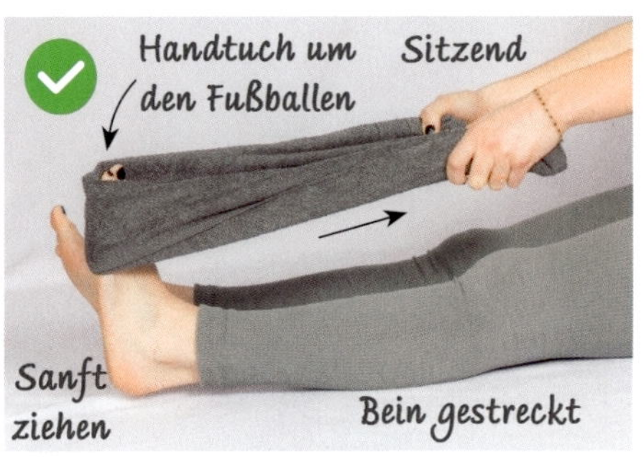

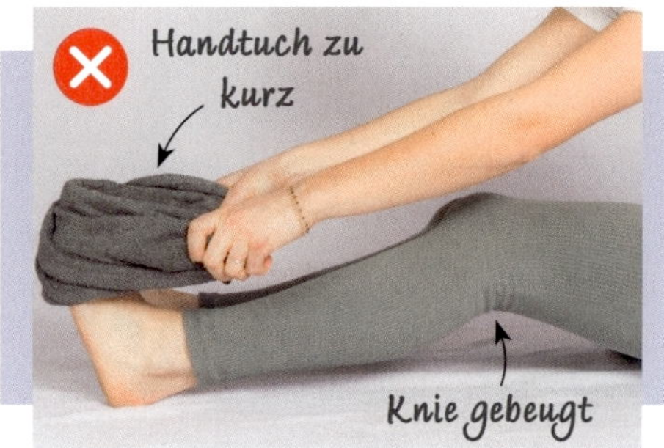

Übung 3: Selbstmassage der Wade

Sie sitzen auf dem Boden, ein Bein ist angewinkelt. Eine Massagerolle (oder eine volle Plastikflasche) unter die Wade des gestreckten Beins legen. Das Gesäß anheben und die Rolle mit kräftigem Druck bis zur Achillessehne hinab führen.

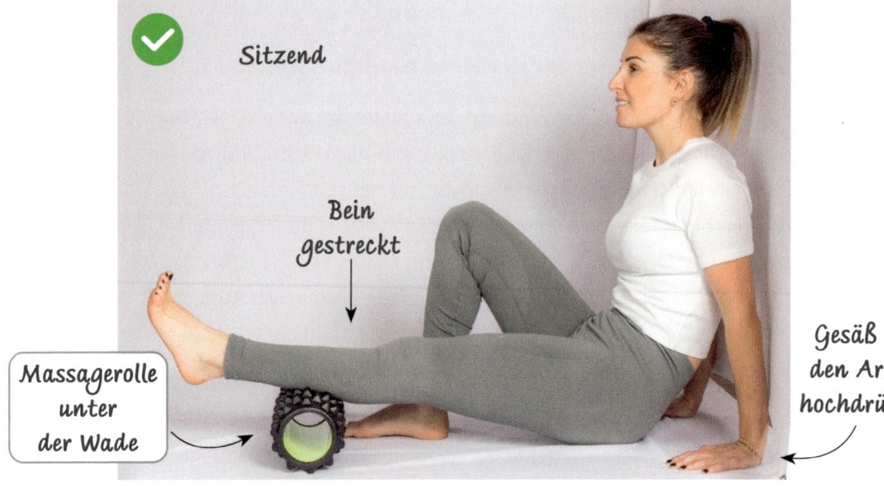

KRÄFTIGUNG

Übung 1: Der Gastrocnemius

Sie stehen aufrecht auf einem Bein auf einem Hocker oder einer Stufe, nur der Vorderfuß ist aufgesetzt, die Ferse schwebt in der Luft. Heben Sie sich so weit wie möglich auf die Zehenspitzen. Dann die Ferse langsam wieder absenken. Mit dem anderen Fuß wiederholen. Achten Sie darauf, dass Sie das Knie während der gesamten Ausführung der Übung gestreckt halten.

Linkes Knie gebeugt
Fußspitze auf der Stufe, ⅔ des Fußes in der Luft

Knie gebeugt
Ferse zu tief

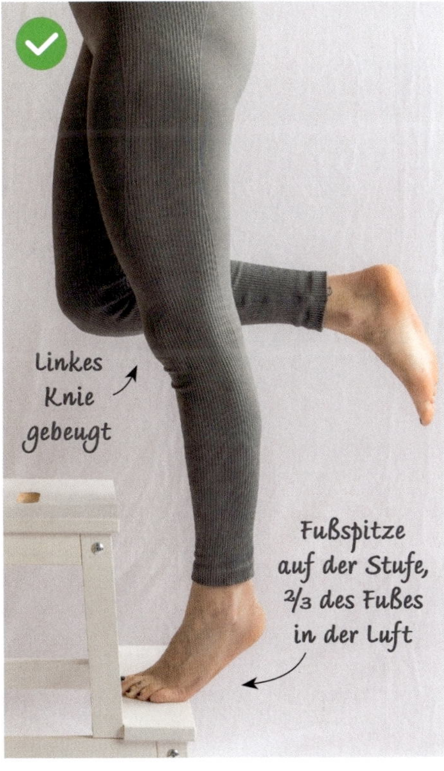

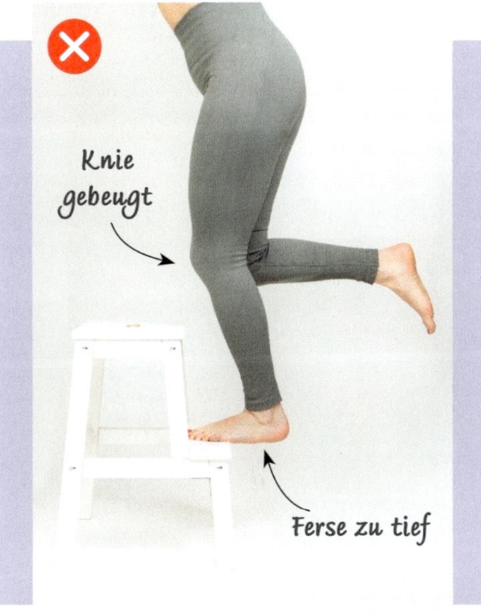

ÜBUNG 2: »Stuhl« auf den Zehenspitzen

Stellen Sie sich in der »Stuhlposition« an eine Wand: Die Knie sind rechtwinklig gebeugt. Heben Sie sich auf die Zehenspitzen, ohne Ihre Haltung zu verändern. Achten Sie darauf, Ihr Körpergewicht gleichmäßig auf beide Füße zu verteilen.

»Stuhl«-Haltung
an der Wand
Knie 90°
Kopf/Rücken/Becken
an der Wand
Auf die
Zehenspitzen

Kopf nicht
an der Wand
Falsche
Verteilung des
Körpergewichts
Knie nicht
genug gebeugt

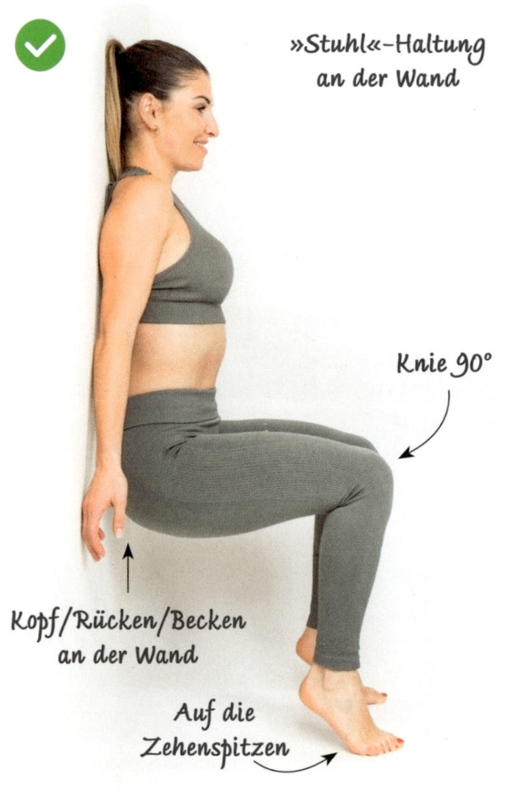

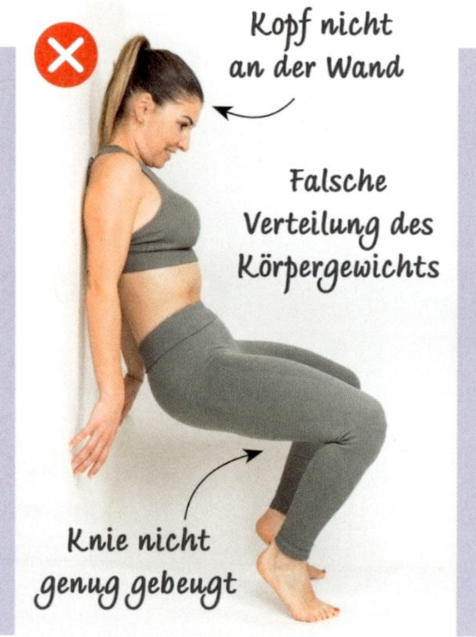

Der vordere Unterschenkel

Der vordere Teil des Unterschenkels besteht hauptsächlich aus zwei Muskeln: dem Tibialis anterior, der an der Außenseite des Schienbeins sitzt, und dem langen Zehenstrecker, der am Wadenbein sitzt.

BEWEGLICHKEIT

Sitzend
Rücken gerade an der Wand
Rechtes Knie gebeugt
Bein leicht anheben
Linkes Knie gestreckt
Zehen heranziehen

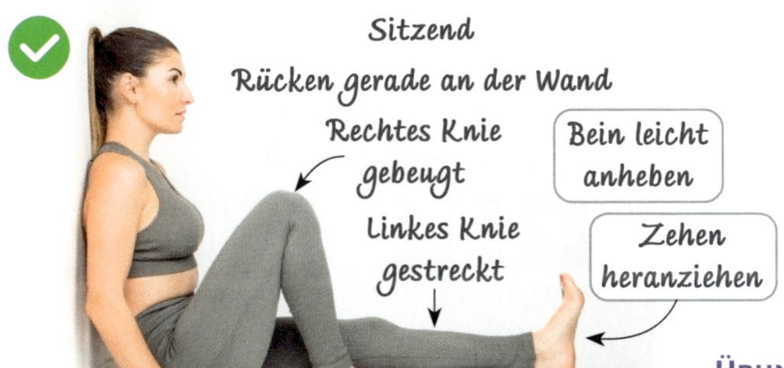

ÜBUNG 1: Schienbein heben

Sie sitzen mit geradem Rücken an einer Wand. Legen Sie eine kleine Stütze unter ein Bein, um es leicht anzuheben. Ziehen Sie nun die Zehen zu sich heran, sodass sie sich dem Schienbein nähern.

Zehen strecken

Stütze zu weit oben
Becken nicht an der Wand

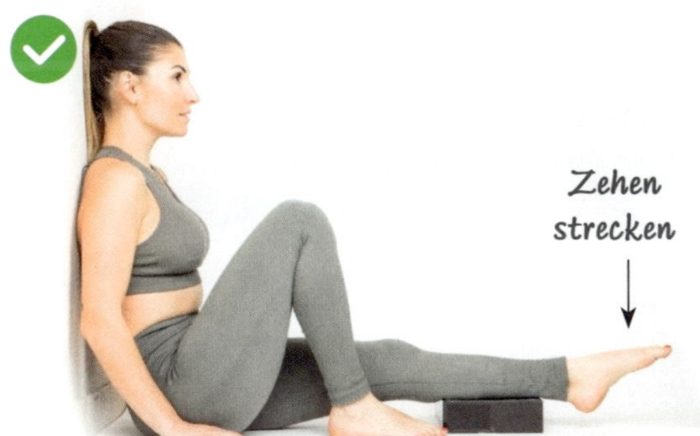

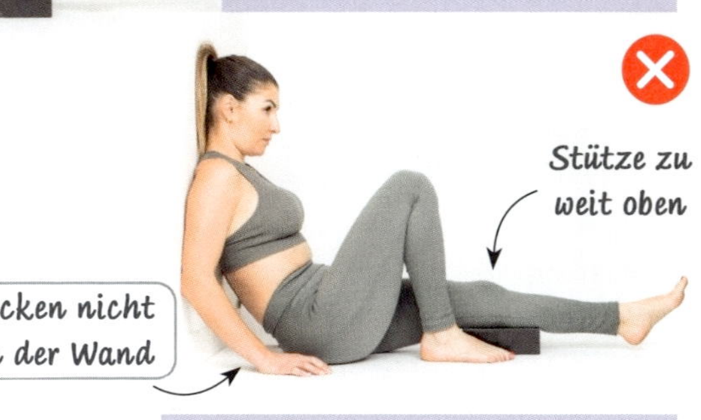

DEHNUNG

Übung 1: Dehnung des vorderen Schienbeins

Sie sitzen aufrecht, ein Bein abgewinkelt und über den anderen Oberschenkel gekreuzt. Umfassen Sie den oberen Teil des Schienbeins und die Zehenspitzen. Legen Sie den Daumen unter die Fußsohle. Strecken Sie den Knöchel, und ziehen Sie die Zehen mit der Hand zu sich heran.

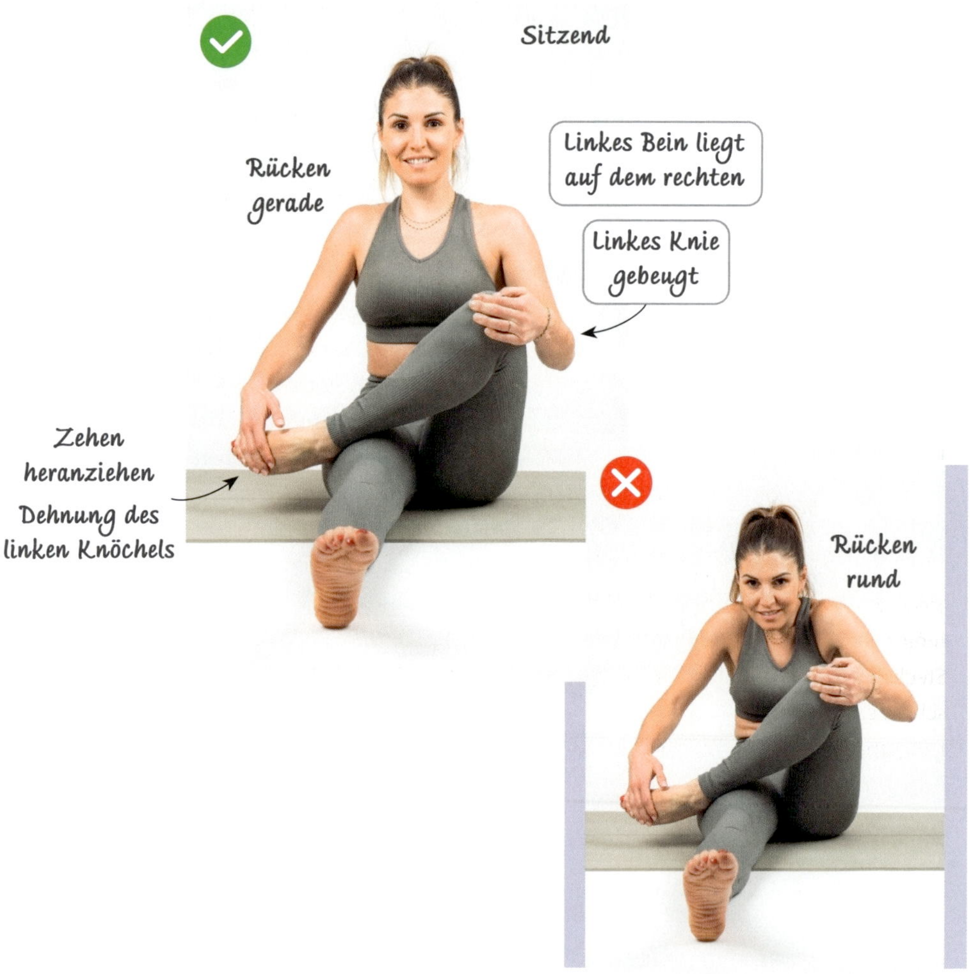

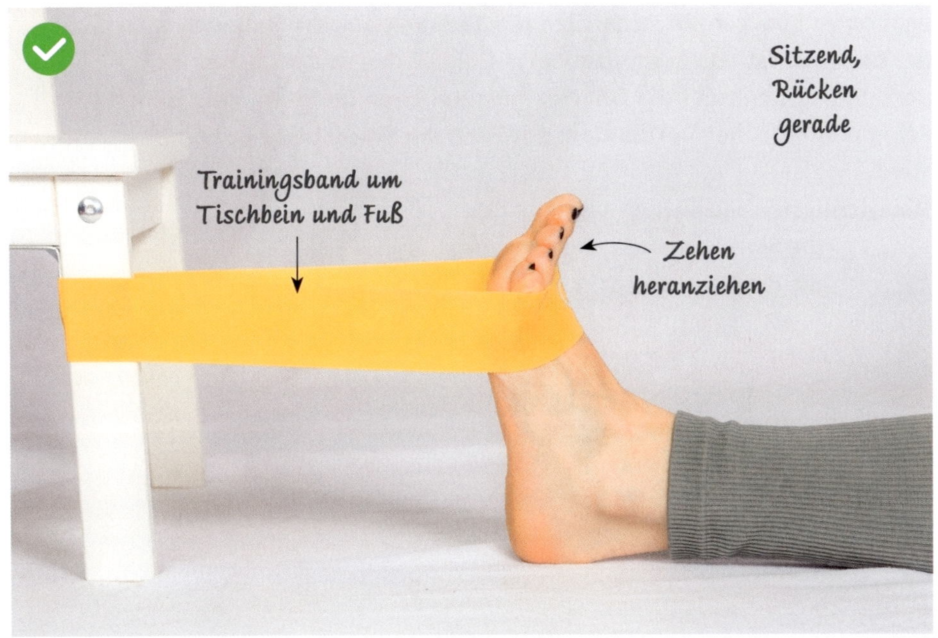

KRÄFTIGUNG

ÜBUNG 1: Vorderer Schienbeinmuskel

Sie sitzen auf dem Boden, ein Bein ist ausgestreckt. Legen Sie ein Trainingsband um einen standfesten Gegenstand (z. B. ein Tischbein). Stecken Sie den Vorderfuß der gestreckten Beins in die Gummischlaufe. Nun das Band mit der Fußspitze sanft zu sich heranziehen. Langsam wieder lösen, dann mit dem anderen Fuß wiederholen.

DAS KNIE

Jeder kann irgendwann einmal von Knieschmerzen betroffen sein, egal ob er Sport treibt, eine sitzende Tätigkeit ausübt, jung oder alt ist. Das Knie ist das komplizierteste Gelenk des menschlichen Körpers. Es ist oben mit dem Oberschenkelknochen und unten mit dem Schienbeinknochen verbunden, der auch die Kniescheibe mit einbezieht.

Die wichtigsten Muskeln des Knies sind:

- **die Streckmuskeln: Quadrizeps**
- **die Beugemuskeln: ischiocrurale Muskulatur (Hamstrings)**

BEWEGLICHKEIT

Übung 1: Ferse – Gesäß

Stellen Sie sich aufrecht hin, die Füße etwa hüftbreit auseinander. Ein Bein nach hinten abwinkeln und die Ferse an das Gesäß heranführen. Mit dem anderen Bein wiederholen.

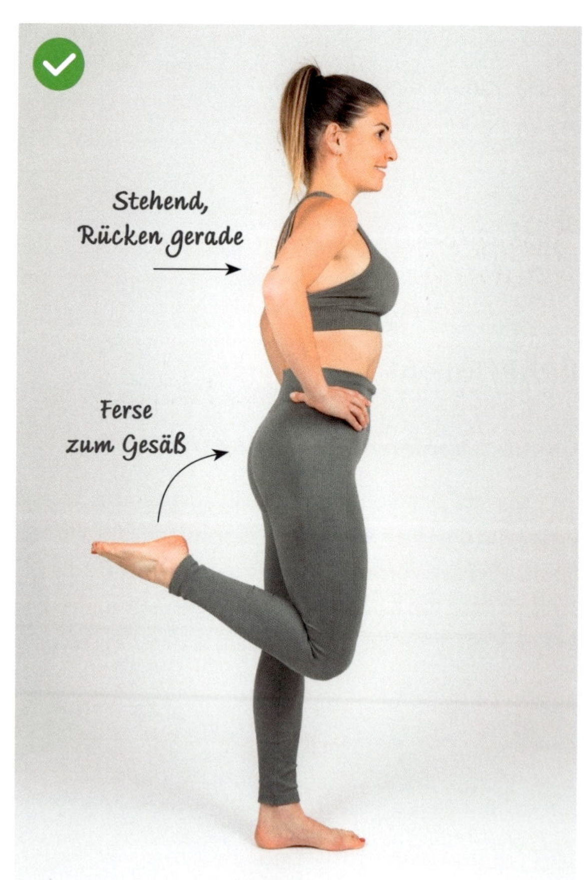

DEHNUNG

Übung 1: Der Quadrizeps-Muskel

Sie stehen aufrecht. Winkeln Sie das rechte Bein nach hinten an und fassen Sie Ihren Fußknöchel mit der rechten Hand. Halten Sie sich an einer Stütze fest, um das Gleichgewicht zu halten. Den Fuß mit dem Arm in Richtung Gesäß ziehen, um die Dehnung des Oberschenkels zu verstärken. Die Seiten wechseln. Führen Sie die Bewegung langsam aus und achten Sie darauf, dass beide Oberschenkel nebeneinander liegen und Ihr Rumpf gerade bleibt.

Rücken gerade
Rechten Knöchel umfassen
Rechtes Knie gebeugt
Knie parallel
Füße hüftbreit auseinander
Oberkörper vorgebeugt
Hand umfasst die Fußspitze
Gesäß zu weit hinten
Knie versetzt

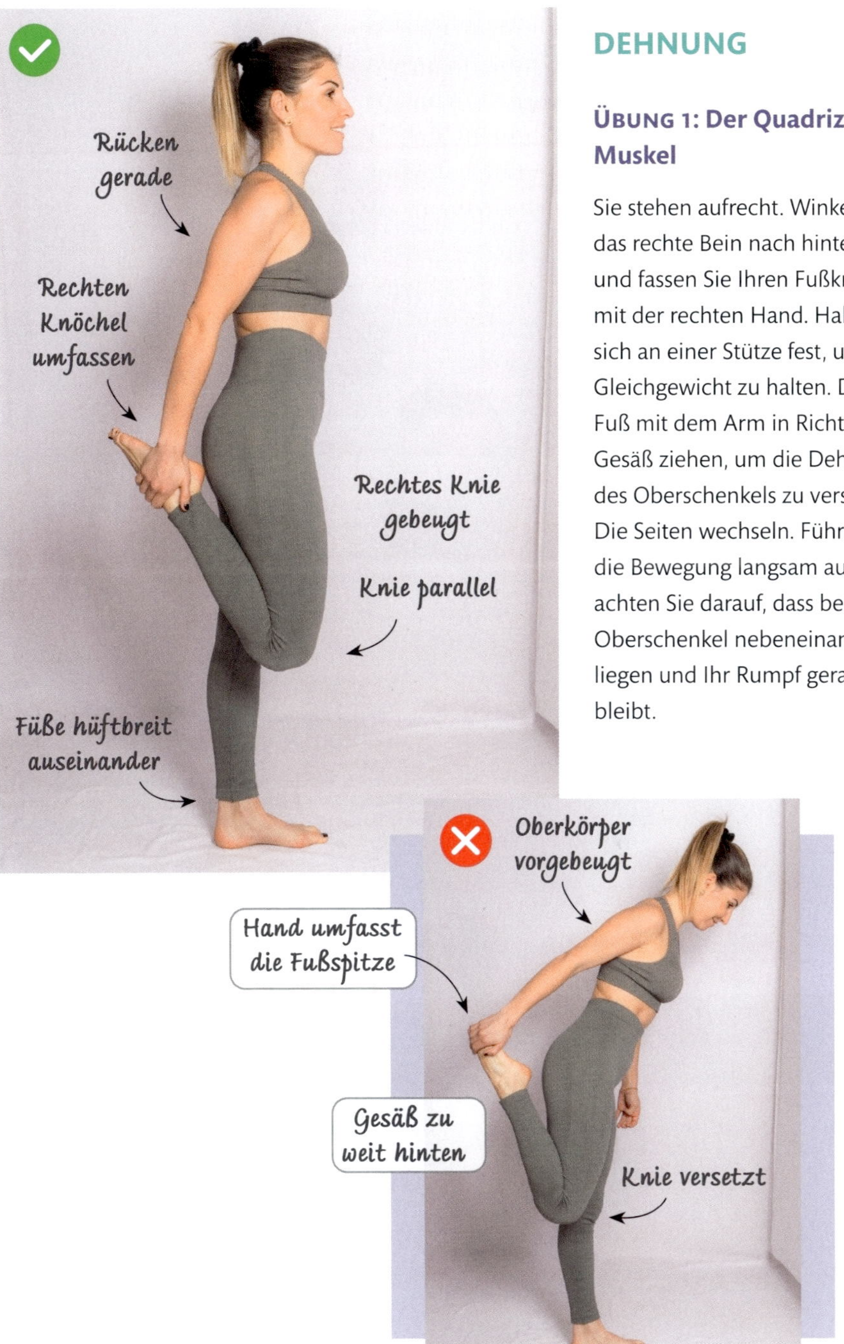

Übung 2: Die Hamstrings

Sie sitzen auf dem Boden. Ein Fuß liegt an der Innenseite des anderen Oberschenkels. Versuchen Sie das Knie des gebeugten Beins so weit wie möglich am Boden zu halten, während Sie mit beiden Händen die Fußspitze des gestreckten Beins greifen. Der Rücken bleibt dabei gerade und beide Gesäßhälften fest am Boden.

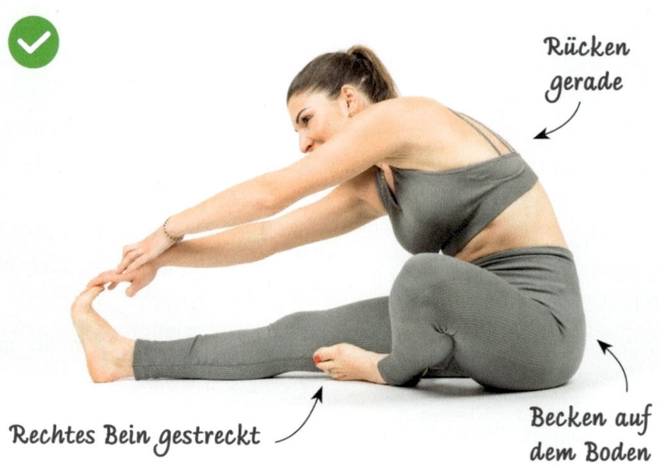

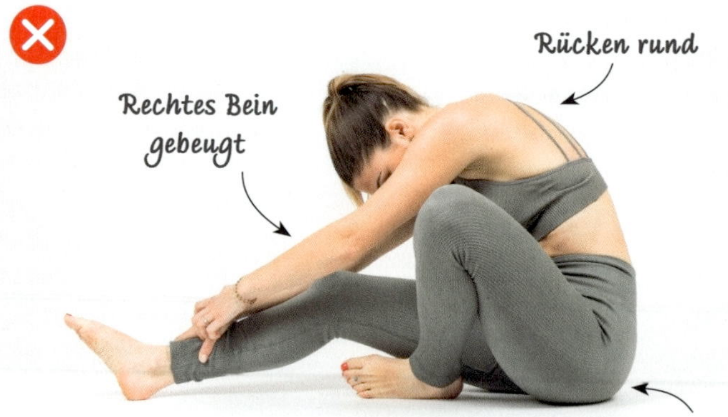

KÖRPER-WAHRNEHMUNG

ÜBUNG 1: Balancieren auf instabilem Untergrund

Diese Übung kennen Sie schon als Dehnübung (Seite 25), aber jetzt stehen Sie auf einer instabilen Unterlage, etwa einem Kissen oder einem zusammengerollten Teppich. Achten Sie darauf, dass Ihr Rücken gerade bleibt, und fixieren Sie einen Punkt auf Augenhöhe. Sie können die Übung gern in der Nähe einer Wand durchführen, um sich gegebenenfalls abzustützen.

Einen Punkt auf Augenhöhe fixieren
Rücken gerade
Rechtes Knie leicht gebeugt
Gewicht auf dem rechten Bein
Kissen unter dem Fuß

Rumpf vorgebeugt
Rechtes Bein gestreckt

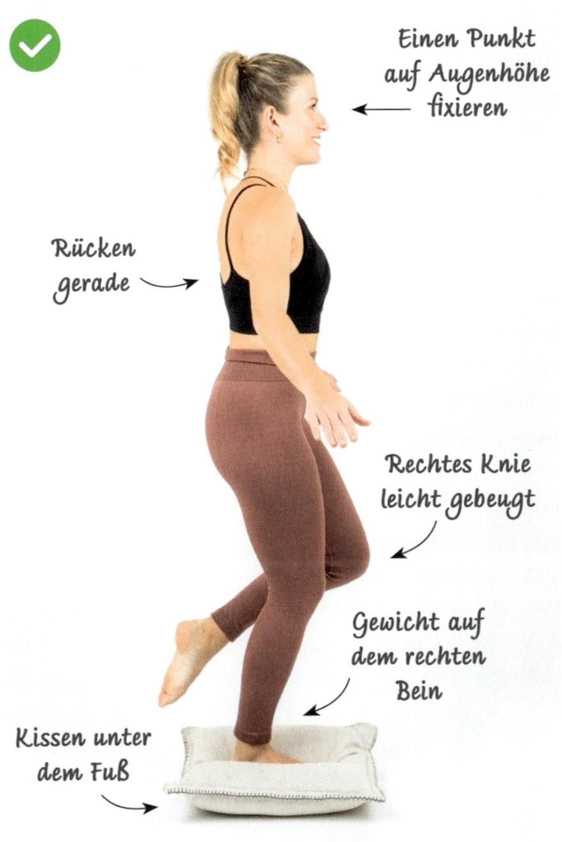

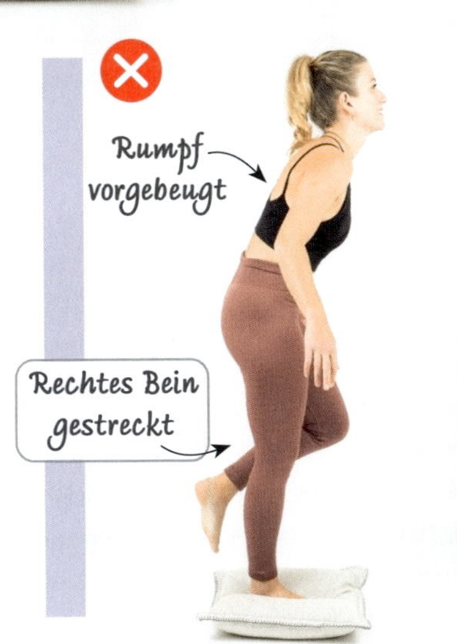

Stehend,
auf einem Bein
Die
Gegenstände
berühren
Knie leicht
gebeugt
Gewicht auf dem
rechten Bein

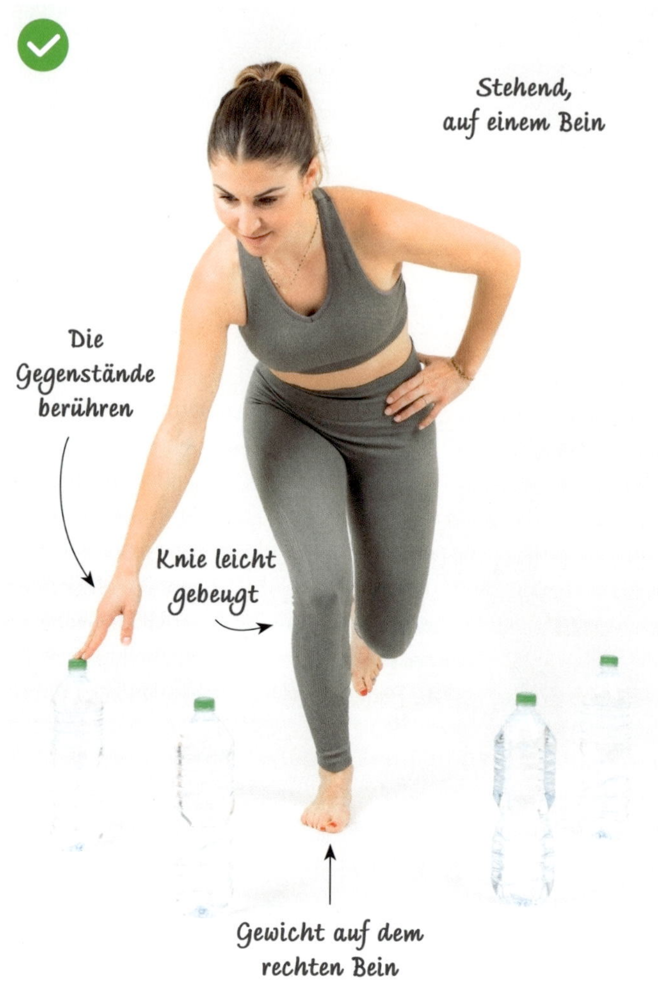

ÜBUNG 2: Balancieren auf festem Untergrund

Um mit dieser Übung zu beginnen, stellen Sie mindestens vier Gegenstände in einem Halbkreis um sich herum. Stehen Sie wie bei der vorherigen Übung auf einem Bein, das Knie ist leicht gebeugt. Nun einen der Gegenstände berühren, während Sie Ihr Gleichgewicht halten. Bringen Sie Ihr Körpergewicht wieder in die Mitte, bevor Sie den nächsten Gegenstand berühren. Setzen Sie das angehobene Bein während der Übung nicht ab.

KRÄFTIGUNG

Übung 1: Squats

Sie stehen aufrecht, die Füße hüftbreit auseinander. Für eine bessere Stabilität sollten Ihre Fußspitzen leicht nach außen gerichtet sein. Wenn Sie die Bewegung einleiten, sollten Sie Ihre Beine beugen, als ob Sie sich setzen wollten. Das Becken senken, das Gesäß nach hinten schieben und das Gewicht auf die Fersen verlagern. Gehen Sie weiter nach unten, bis Ihre Oberschenkel zumindest parallel zum Boden sind.

Um das Gleichgewicht zu halten, können Sie Ihre Arme nach vorne ausstrecken.

Anschließend die Fersen in den Boden pressen, um den Körper mit geradem Rücken wieder aufzurichten.

Extra

Früher nannte man diese Übung »Kniebeuge«, aber es ist hilfreich, sich stattdessen das »Hinsetzen« vorzustellen. Wer möchte, kann versuchen, die Übung auf einem Bein auszuführen.

Rücken gerade
Blick nach vorn
Becken nach hinten
Bauch angespannt
Beine parallel
Gewicht auf den Fersen
Füße hüftbreit auseinander
Fersen am Boden

Kopf gesenkt
Rücken rund
Beine zu weit gespreizt
Knie nach innen gedreht.
Knie ragen über die Fußspitzen hinaus.
Fersen gehoben

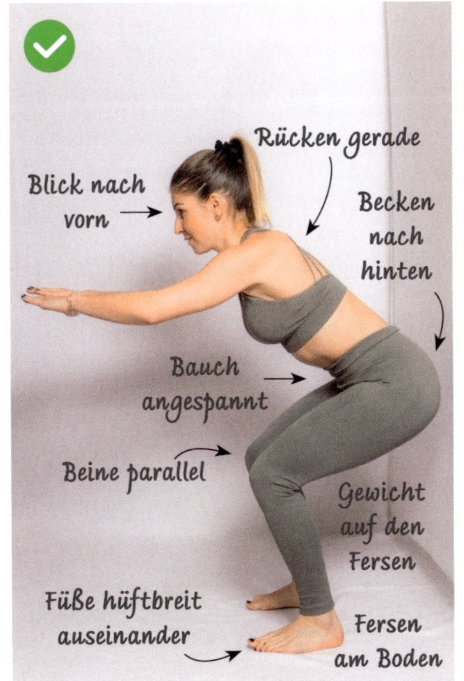

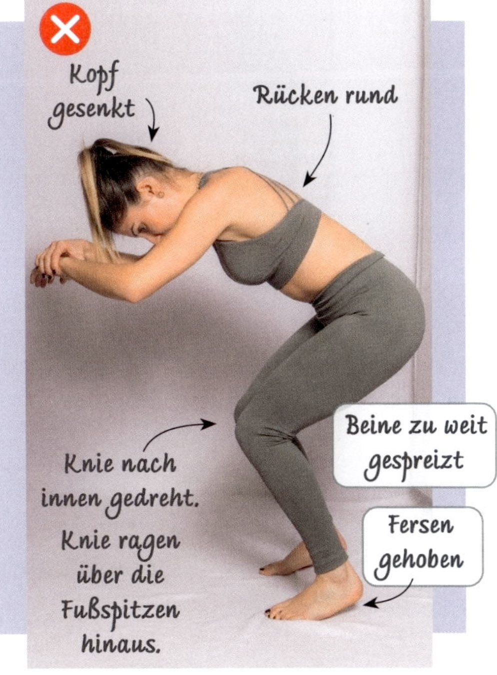

Übung 2: Der Stuhl

Nehmen Sie an einer Wand eine »sitzende« Haltung ein. Die Wand dient als Stütze und hilft, den Rücken gerade zu halten. Die Knie sollten einen 90-Grad-Winkel bilden. Ihre Füße sind leicht gespreizt, die Oberschenkel sollten parallel zueinander stehen. Der Blick ist geradeaus nach vorne gerichtet. Achten Sie darauf, dass Ihr Rücken und Ihre Schultern flach an der Wand anliegen, und halten Sie die Position.

Das Gewicht liegt hauptsächlich auf den Fersen, die Zehen haben Bodenkontakt. Die Arme können seitlich am Körper hängen oder nach vorn ausgestreckt sein, sollten aber nicht auf den Oberschenkeln liegen.

Blick geradeaus
Rücken und Kopf an der Wand
Beine parallel
Knie 90°
Fußsohlen am Boden

Kopf vorgebeugt
Körpergewicht zu weit vorn
Hände auf den Oberschenkeln
Becken höher als die Knie

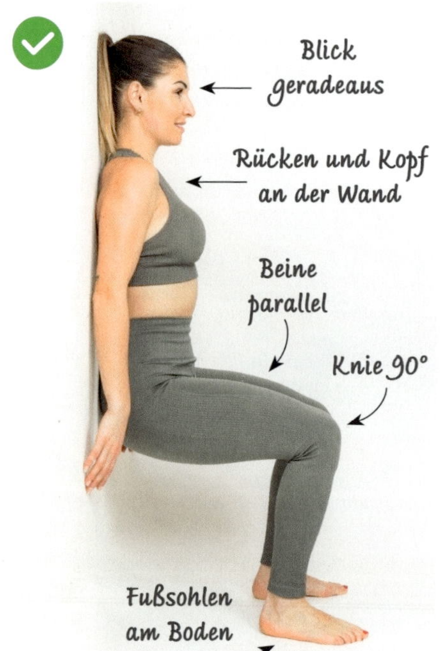

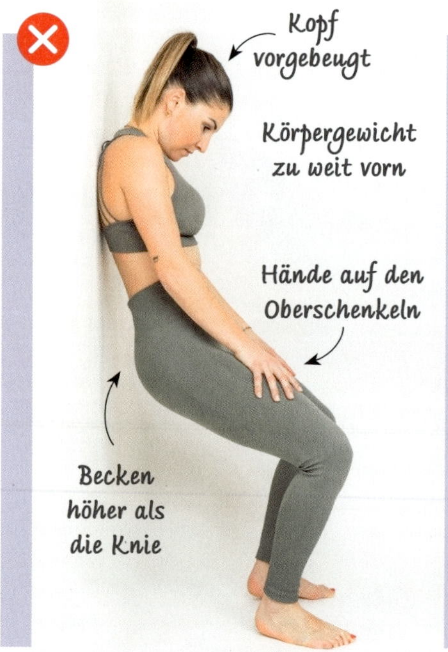

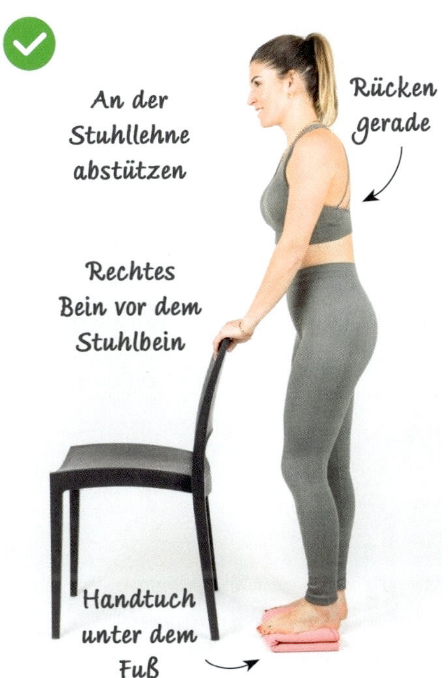

Übung 3: Ausfallschritt rückwärts

Sie stehen aufrecht an einem Stuhl und halten sich an der Lehne fest. Das Standbein befindet sich direkt gegenüber dem Stuhlbein. Stellen Sie den anderen Fuß auf etwas Instabiles, z. B. ein kleines Handtuch oder Kissen. Verlagern Sie das Gewicht auf das Standbein und beugen Sie das Knie, um das andere Bein nach hinten zu schieben. Kurz bevor das Knie des hinteren Beins den Boden berührt, strecken Sie das Standbein wieder. Nehmen Sie sich Zeit, um die Bewegung ruhig auszuführen.

Achten Sie darauf, das Bein gerade nach hinten zu schieben, damit das Gewicht gleichmäßig verteilt ist.

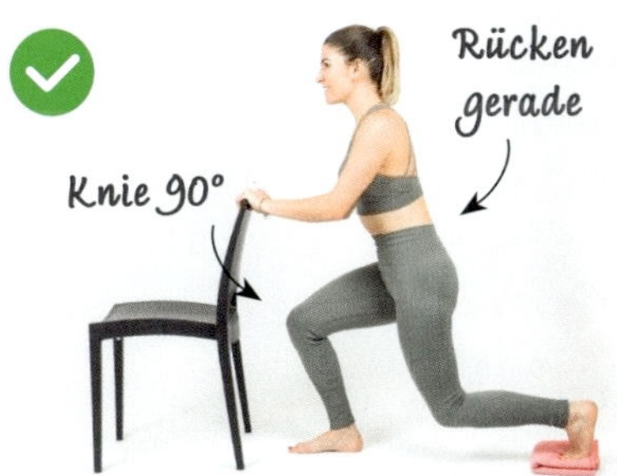

Linker Fuß auf dem Handtuch
Linkes Knie und linker Fuß auf einer Linie
Hüften und Knöchel fest

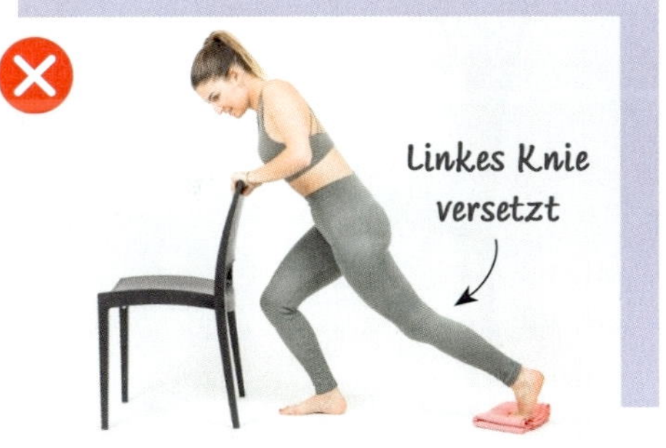

Schlechte Gewichtsverteilung
Zu stark auf den Stuhl gestützt

Tipp

Wenn Sie Schmerzen haben, gehen Sie weniger tief oder nehmen Sie die Stuhllehne zu Hilfe, um sich hochzuziehen.

Übung 4: Dehnung des Beins

Setzen Sie sich auf einen Stuhl. Legen Sie ein Trainingsband um ein Stuhlbein und einen Knöchel. Legen Sie das Band über Kreuz um den Fuß, damit es nicht verrutscht. Jetzt das Bein strecken und heben, dabei die aufrechte Sitzhaltung beibehalten. Senken Sie das Bein wieder und halten Sie das Band gestrafft, bis das Schienbein wieder senkrecht steht.

Sitzend, Rücken gerade
Knie parallel
Rechtes Knie 90°
Hände am Stuhlsitz
Band um den Fuß kreuzen
Band um Stuhlbein und rechten Fuß

Rechtes Bein strecken und heben
Knie bleiben parallel
Becken gerade und stabil
Fuß zieht nach oben

Rücken rund
Knie nicht parallel

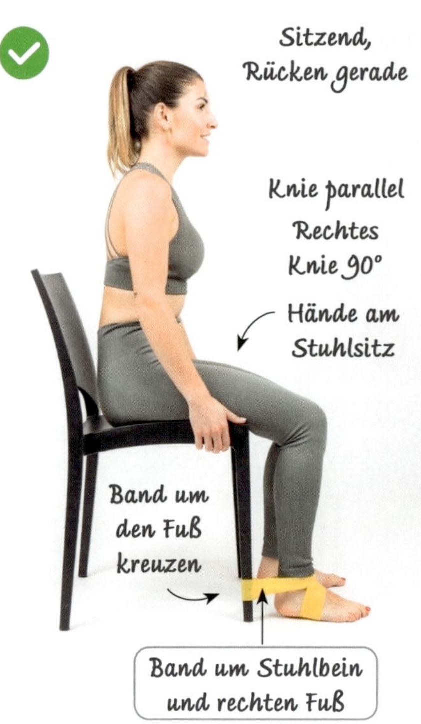

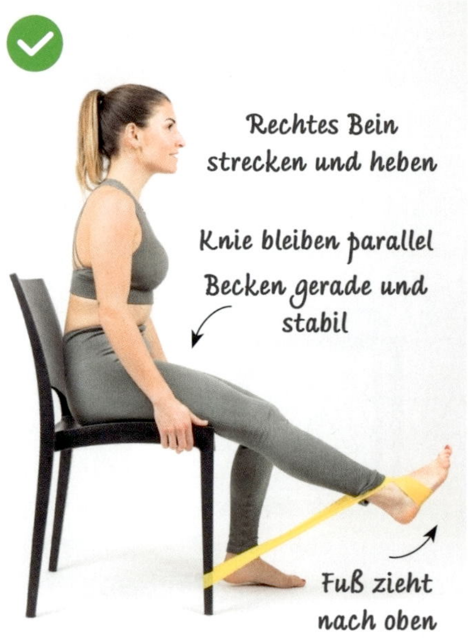

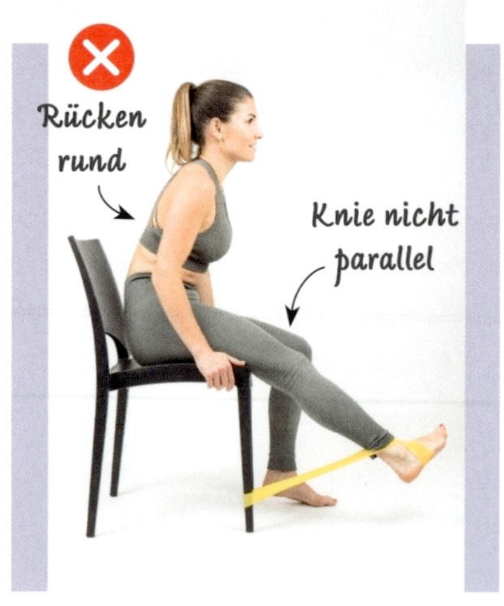

DER OBERSCHENKEL

Im Oberschenkel befindet sich nur ein einziger Knochen: der Oberschenkelknochen (Femur). Er ist oben mit dem Hüftgelenk verbunden, unten mit dem Kniegelenk. Am Oberschenkel befinden sich drei Muskelgruppen:
- **auf der Vorderseite der Quadrizeps und der Sartorius**
- **auf der Rückseite die Hamstrings, die vom Sitzbeinhöcker zum Knie verlaufen**
- **auf der Innenseite die Adduktoren, der Pektinus und der Gracilis**

Vorn: Der Quadrizeps

DEHNUNG

ÜBUNG 1: Dehnung des Quadrizeps

Sie stehen aufrecht. Winkeln Sie das rechte Bein nach hinten an und fassen Sie Ihren Fußknöchel mit der rechten Hand. Benutzen Sie ruhig eine Stütze, um das Gleichgewicht zu halten. Ziehen Sie mit dem Arm die Ferse näher zum Gesäß, um den Oberschenkel zu dehnen. Führen Sie diese Bewegung langsam aus und achten Sie darauf, dass beide Oberschenkel parallel liegen und Ihr Rumpf gerade bleibt.

Rücken gerade
Rechtes Knie gebeugt
Knie parallel
Hand umfasst rechten Knöchel
Rumpf vorgebeugt
Gesäß zu weit hinten
Hand umfasst die Fußspitze
Knie versetzt

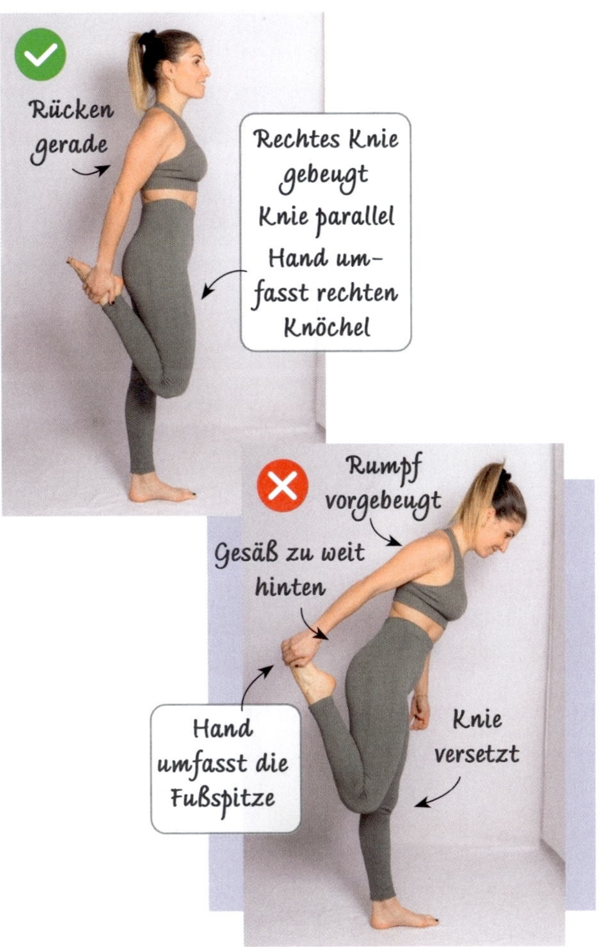

Übung 2: Seitliche Dehnung des Quadrizeps

Sie knien auf dem Boden, das Gesäß ruht auf den Fersen. Setzen Sie die Arme so weit wie möglich hinter sich auf und heben Sie dann das Becken und das Gesäß nach oben und vorn. Dabei neigt sich der Rumpf nach hinten.

Kopf und Körper auf einer Linie
Becken gehoben
Beine geschlossen
Hände hinten aufgestützt
Schienbeine am Boden

Kopf zu weit hinten
Beine gespreizt
Becken zu tief

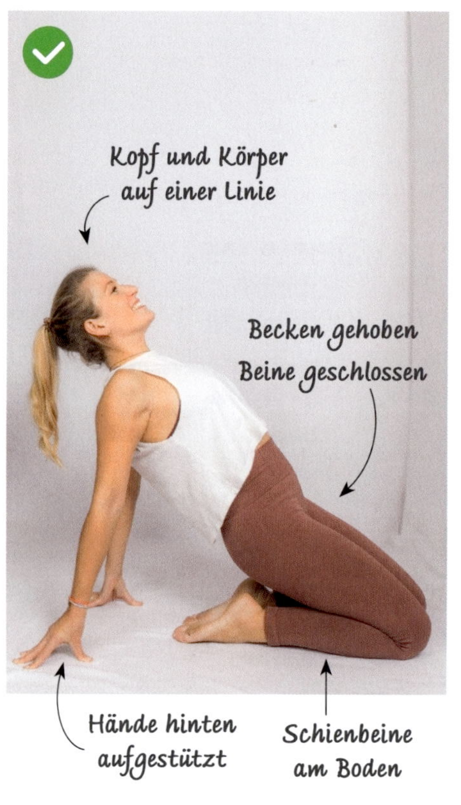

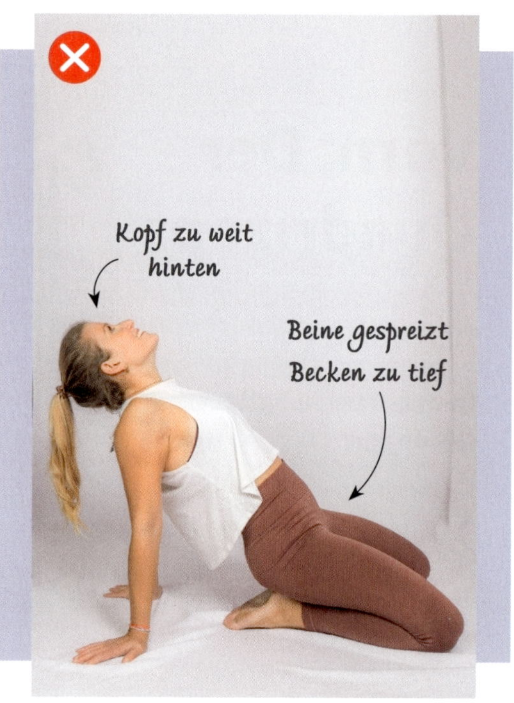

KRÄFTIGUNG

ÜBUNG 1: Squats

Sie stehen aufrecht, die Füße sind hüftbreit auseinander, die Fußspitzen sind zur besseren Stabilität leicht nach außen gedreht, die Arme sind nach vorn ausgestreckt. Beugen Sie die Beine, als ob Sie sich setzen wollten. Schieben Sie das Gesäß nach hinten, bis die Oberschenkel parallel zum Boden sind. Um das Gleichgewicht zu trainieren, können Sie Ihre Arme nach vorne strecken. Wenn Sie diese Position erreicht haben, können Sie die Bewegung beenden. Dazu die Fersen in den Boden drücken und mit geradem Rücken in den aufrechten Stand zurückkehren.

Rücken gerade
Blick nach vorn
Becken nach hinten
Bauch angespannt
Oberschenkel parallel zum Boden
Gewicht auf den Fersen
Füße hüftbreit auseinander
Kopf gesenkt
Rücken rund
Beine gespreizt
Knie nach innen gedreht
Knie ragen über die Fußspitzen hinaus
Fersen angehoben

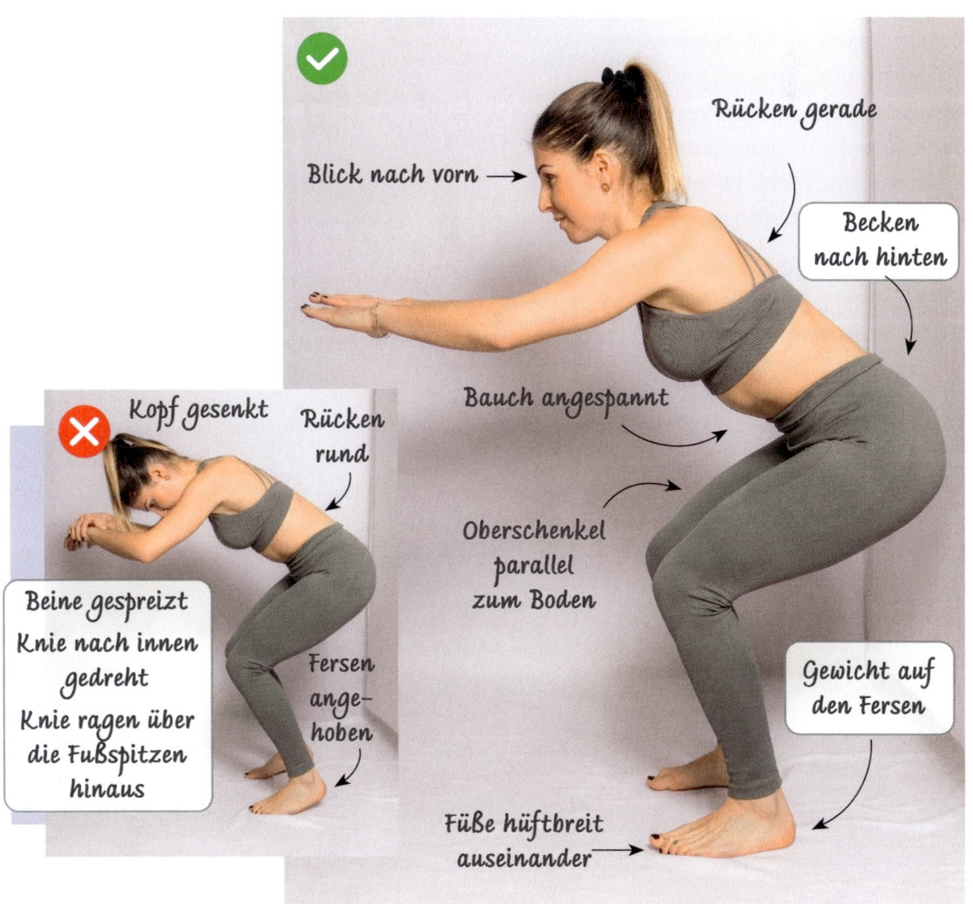

ÜBUNG 2: Ausfallschritt nach vorn

Aus dem Stand einen Schritt nach vorn machen und die Knie beugen, bis ein Winkel von 90 Grad erreicht ist. Knie und Füße bleiben auf einer Linie. Kehren Sie dann in die Ausgangsposition zurück und wechseln Sie die Seite. Wenn Sie Platz haben, können Sie die Ausfallschritte auch in der Vorwärtsbewegung ausführen, sodass sich der Seitenwechsel automatisch ergibt. Um den Quadrizeps anzusprechen, sollten die Schritte nach vorn nicht zu groß sein. Kürzere Schritte beanspruchen die Muskeln der Oberschenkelvorderseite noch mehr.

Rücken gerade
Arme und Schultern entspannt
Knie 90°
Knie und Knöchel auf einer Linie
Hinteres Knie etwas höher als die Fußspitze

Oberkörper vorgebeugt
Knie nicht genug gebeugt

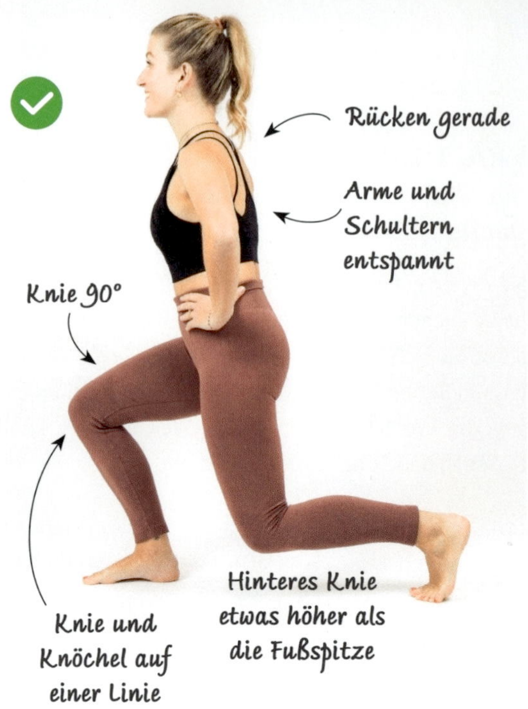

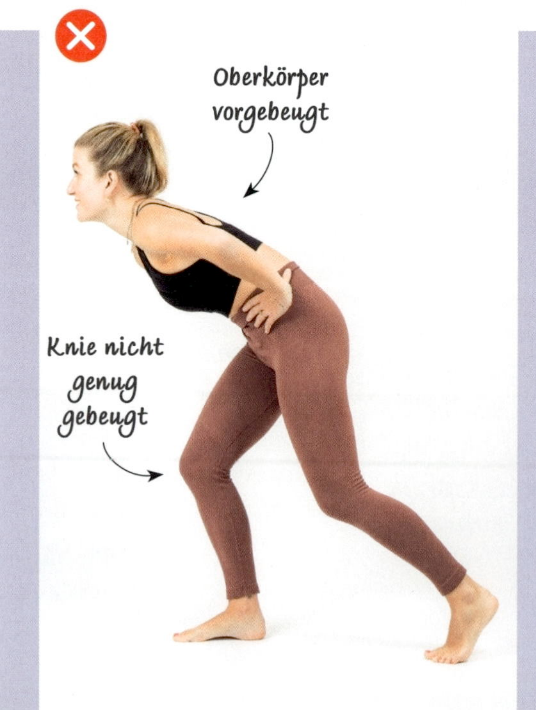

Extra

Wer sich stärker fordern möchte, kann in jede Hand ein Gewicht nehmen.

ÜBUNG 3: Der Stuhl

Nehmen Sie an einer Wand eine »sitzende« Haltung ein. Die Wand dient als Stütze und hilft, den Rücken gerade zu halten. Die Knie sollten einen 90-Grad-Winkel bilden. Ihre Füße sind leicht gespreizt, die Oberschenkel stehen parallel zueinander. Der Blick ist geradeaus nach vorne gerichtet. Ihr Gewicht ruht auf den flachen Füßen oder auf den Zehen (wie im Bild). Wenn Sie sich auf Ihren Fersen abstützen, sollten die Zehen nicht angehoben werden. Achten Sie darauf, dass Ihr Rücken und Ihre Schultern flach an der Wand anliegen und halten Sie die Position.
Die Arme können seitlich am Körper hängen oder nach vorn ausgestreckt sein, sollten aber nicht auf den Oberschenkeln liegen.

Blick geradeaus
Rücken und Kopf an der Wand
Knie 90°
Beine parallel
Fußspitzen am Boden

Kopf gesenkt
Körpergewicht zu weit vorn
Knie zu wenig gebeugt
Hände auf den Oberschenkeln
Becken höher als die Knie

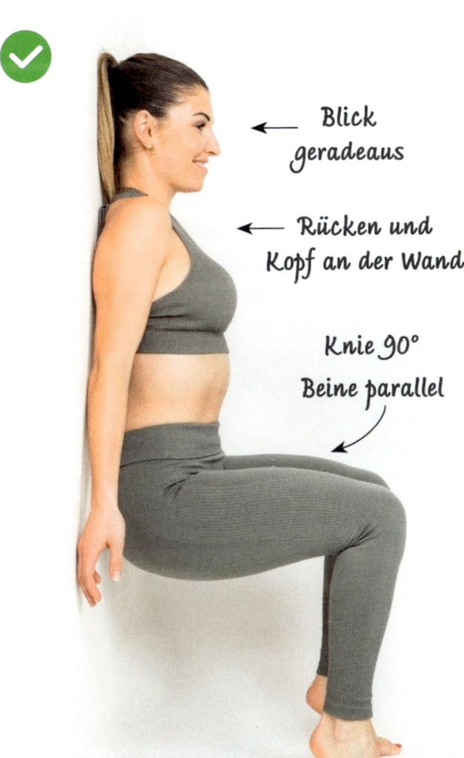

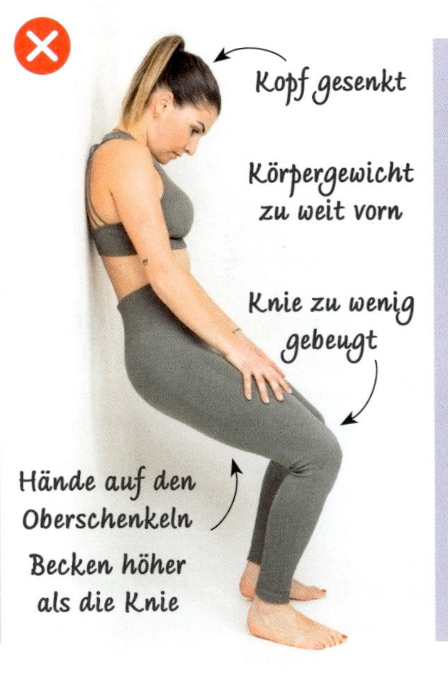

Hinten: Die Hamstrings

DEHNUNG

Übung 1: Dehnung der Hamstrings, sitzend

Sie sitzen auf dem Boden. Ein Fuß liegt an der Innenseite des anderen Oberschenkels. Versuchen Sie das Knie des gebeugten Beins so weit wie möglich am Boden zu halten, während Sie mit beiden Händen die Fußspitze des gestreckten Beins greifen. Der Rücken bleibt dabei gerade und beide Gesäßhälften fest am Boden..

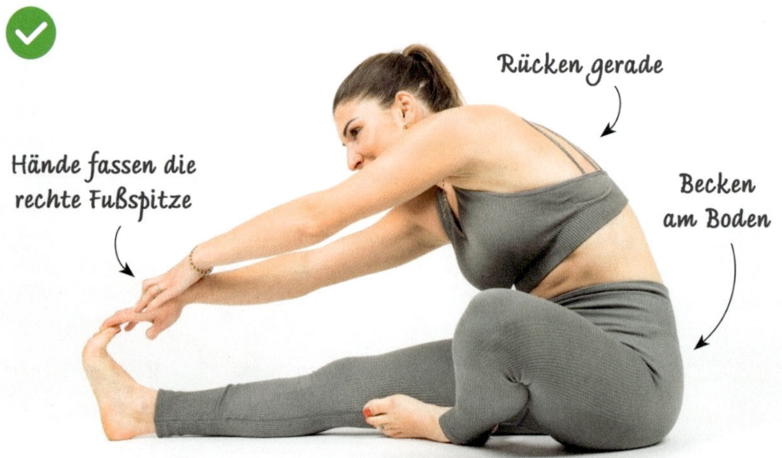

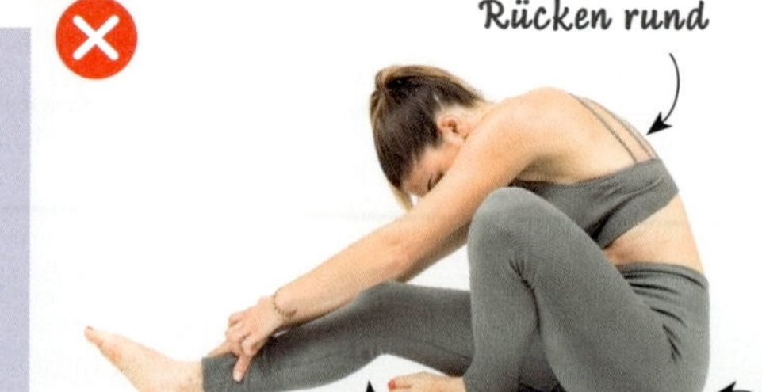

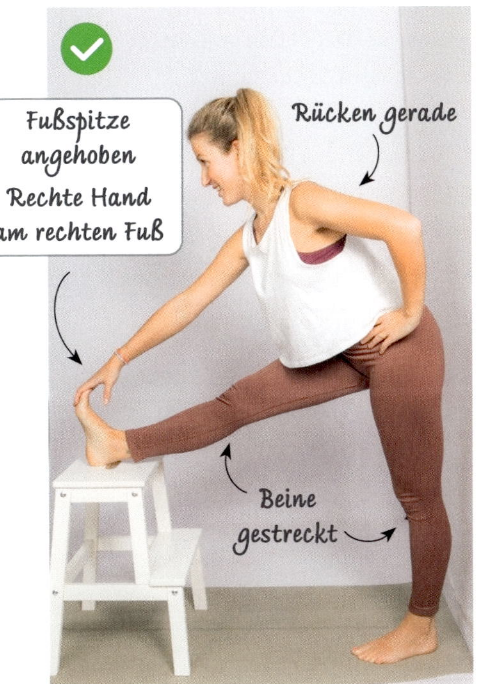

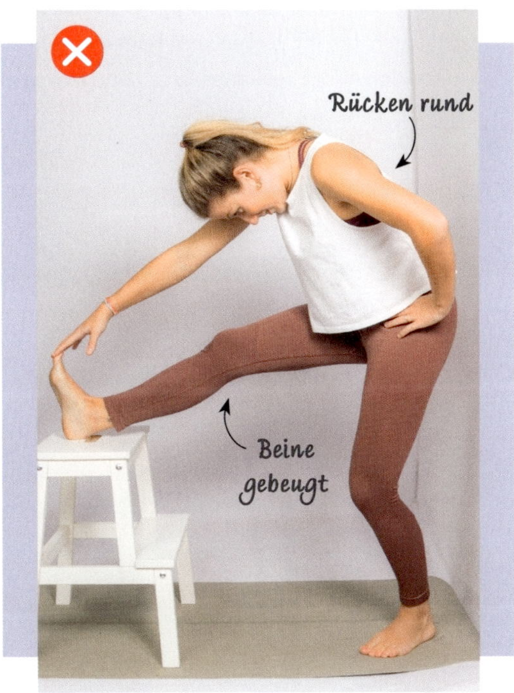

ÜBUNG 3: Dehnung der Hamstrings, stehend

Sie stehen aufrecht, ein Fuß ruht auf einem Hocker, beide Füße zeigen in dieselbe Richtung. Neigen Sie sich nach vorn, um die Fußspitze zu greifen. Halten Sie den Rücken so weit wie möglich gerade, krümmen Sie ihn nicht nach vorn.

KRÄFTIGUNG

Übung 1: Einbeinige Brücke

Sie liegen auf dem Rücken, die linke Ferse liegt auf einem Stuhl. Die Knie sind im Winkel von etwa 90 Grad gebeugt. Drücken Sie mit der linken Ferse senkrecht nach unten, um Ihr Becken vom Boden abzuheben. Halten Sie die Position und die Kontraktion einige Sekunden lang, dann langsam wieder ablegen. Wiederholen, dann die Seiten wechseln.

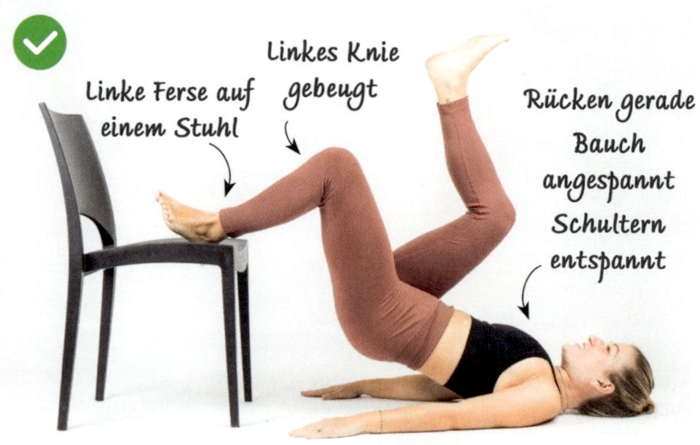

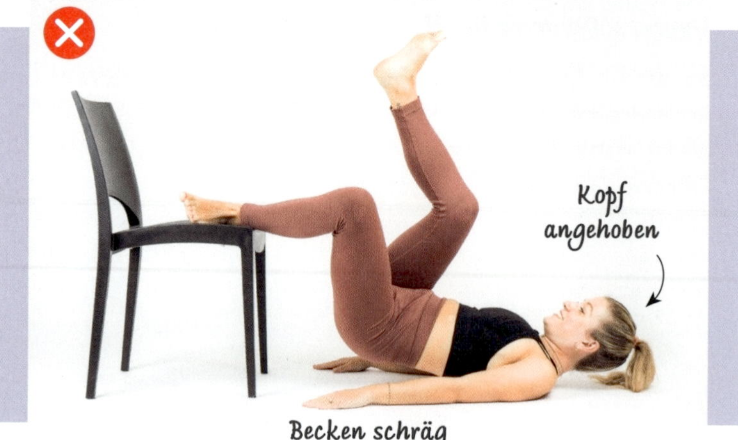

Übung 2: Einbeiniges Kreuzheben

Nehmen Sie im Stehen zwei Wasserflaschen in die Hände, die Daumen zeigen nach innen. Der Rumpf ist aufgerichtet und angespannt, die Arme sind entspannt. Beugen Sie Ihren Oberkörper nach vorne und heben Sie dabei ein Bein nach hinten an, bis Oberkörper und angehobenes Bein in der Waagerechten sind. Atmen Sie ein und kontrollieren Sie die Haltung. Dann langsam den Körper aufrichten und das Bein senken. Achtung: Ihr Oberkörper bleibt während der gesamten Bewegung gerade und angespannt. Ihr Nacken bleibt in einer Linie mit dem Oberkörper. Das angehobene Bein bleibt gestreckt. Das Standbein ist leicht gebeugt, um das Knie nicht zu blockieren.

Kopf, Rücken und linkes Bein auf einer Linie
Rechtes Bein leicht gebeugt
Arme senkrecht nach unten
Rücken rund
Rücken und Bein nicht auf einer Linie
Rechtes Bein gestreckt
Kopf hängt herab

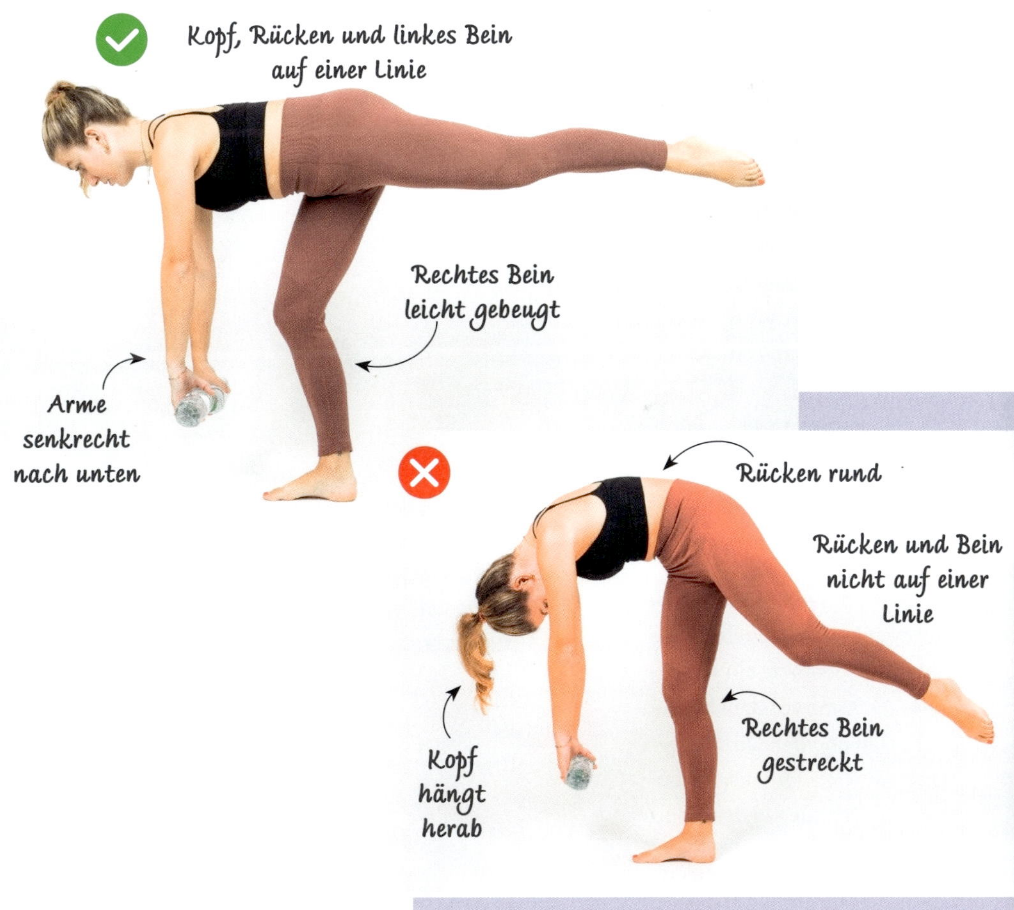

Innen: Die Adduktoren

DEHNUNG

Übung 1: Der Schmetterling

Sie sitzen auf dem Boden, die Fußsohlen liegen aneinander. Legen Sie die Hände auf die Fußspitzen oder Knöchel und senken Sie die Knie langsam in Richtung Boden, während Sie gleichzeitig versuchen, die Fersen näher an das Becken zu bringen. Achten Sie darauf, dass Ihr Rücken gerade bleibt.

Extra

Neigen Sie sich während der Übung mit geradem Rücken nach vorn, um die Dehnung der Adduktoren zu erhöhen.

Sitzend,
Rücken gerade
Ellenbogen auf den Knien
Knie zum Boden drücken

Rücken rund
Schultern angespannt

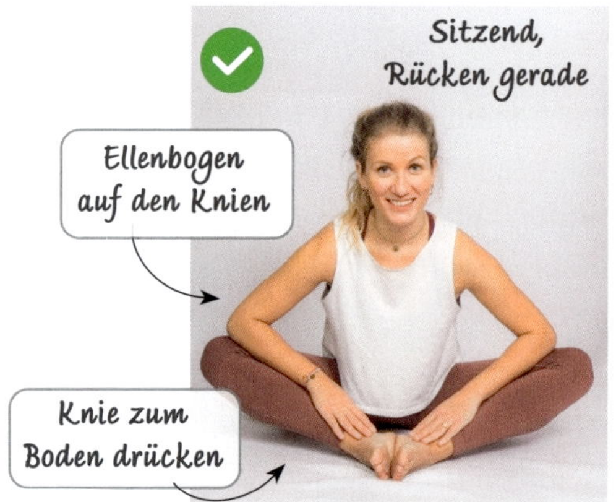

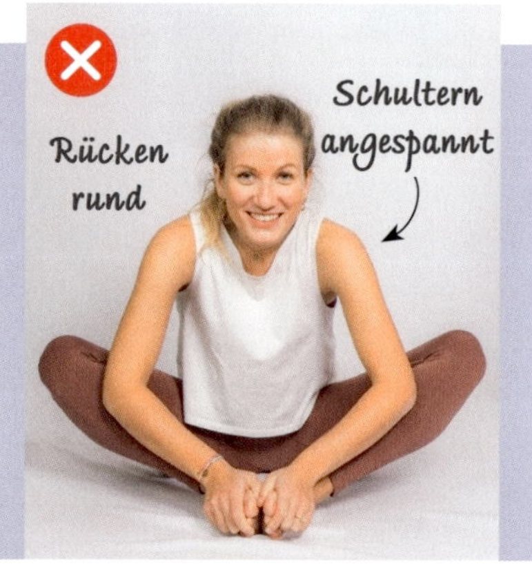

Übung 2: Das große V

Sie sitzen mit gestreckten Beinen auf dem Boden. Nun die Beine spreizen, sodass sie ein »V« bilden. Die Arme vor dem Körper aufsetzen und den Oberkörper langsam nach vorn neigen, bis Sie eine Dehnung in den Adduktoren spüren. Achten Sie darauf, den Rücken so gerade wie möglich zu halten.

Beine gestreckt
Arme nach vorn ausgestreckt
Rücken gerade
Oberkörper nach vorn geneigt
Fußspitzen angezogen

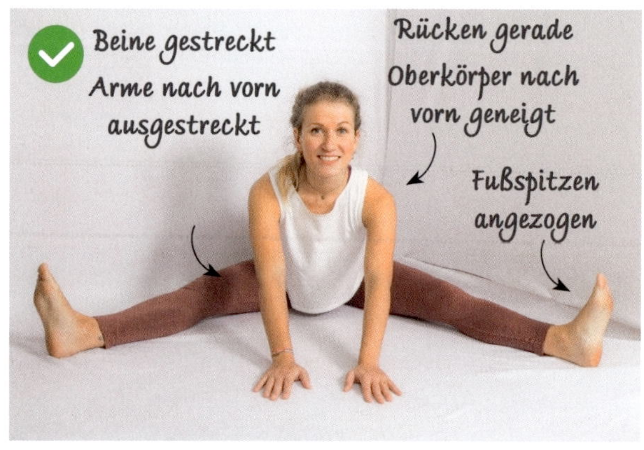

KRÄFTIGUNG

ÜBUNG 1: Squats mit Trainingsband

Legen Sie sich ein Trainingsband um die Knie. Stehen Sie aufrecht, die Beine hüftbreit (oder etwas weiter) auseinander, die Füße leicht nach außen gedreht. Die Arme hängen locker am Körper. Nun die Knie beugen und die Arme heben, um das Gleichgewicht zu halten. Der Rücken bleibt gerade. Achten Sie darauf, dass die Knie über den Fußspitzen bleiben, und dass das Trainingsband auf Spannung bleibt. Kehren Sie langsam in die Ausgangsposition zurück.

Rücken gerade
Gesäß nach hinten
Knie über den Fußspitzen
Trainingsband um die Knie
Knie drücken nach außen
Bauchmuskeln angespannt
Körpergewicht auf den Fersen
Kopf vorgebeugt
Rücken rund
Knie nach innen gedreht
Knie ragen über die Fußspitzen hinaus
Beine zu weit gespreizt
Fersen angehoben

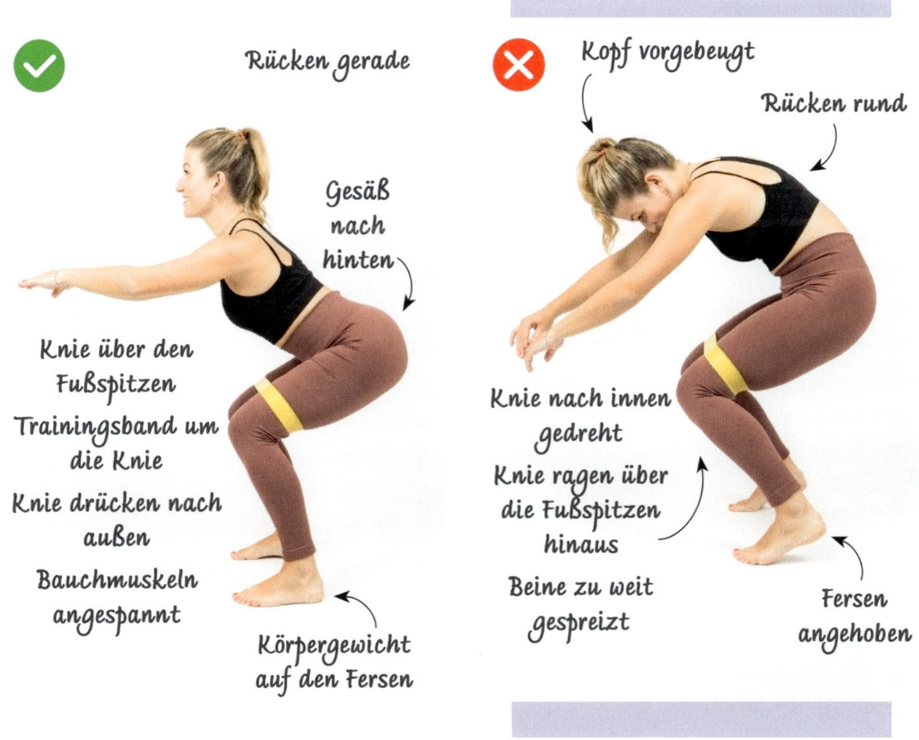

ÜBUNG 2: Die Schere

Legen Sie sich auf den Rücken, die Schultern sind entspannt, die Arme liegen seitlich neben dem Körper. Die Beine gestreckt oder leicht gebeugt zur Decke strecken. Führen Sie »Scherenbewegungen« aus, indem Sie die Beine spreizen und überkreuzen. Dabei liegt abwechselnd das rechte und das linke Bein vorn.

Scherenbewegung:
Beine gekreuzt
Beine gestreckt oder
leicht gebeugt
Scherenbewegung:
Beine gespreizt
Kopf liegt
auf dem
Boden
Rücken liegt auf dem Boden

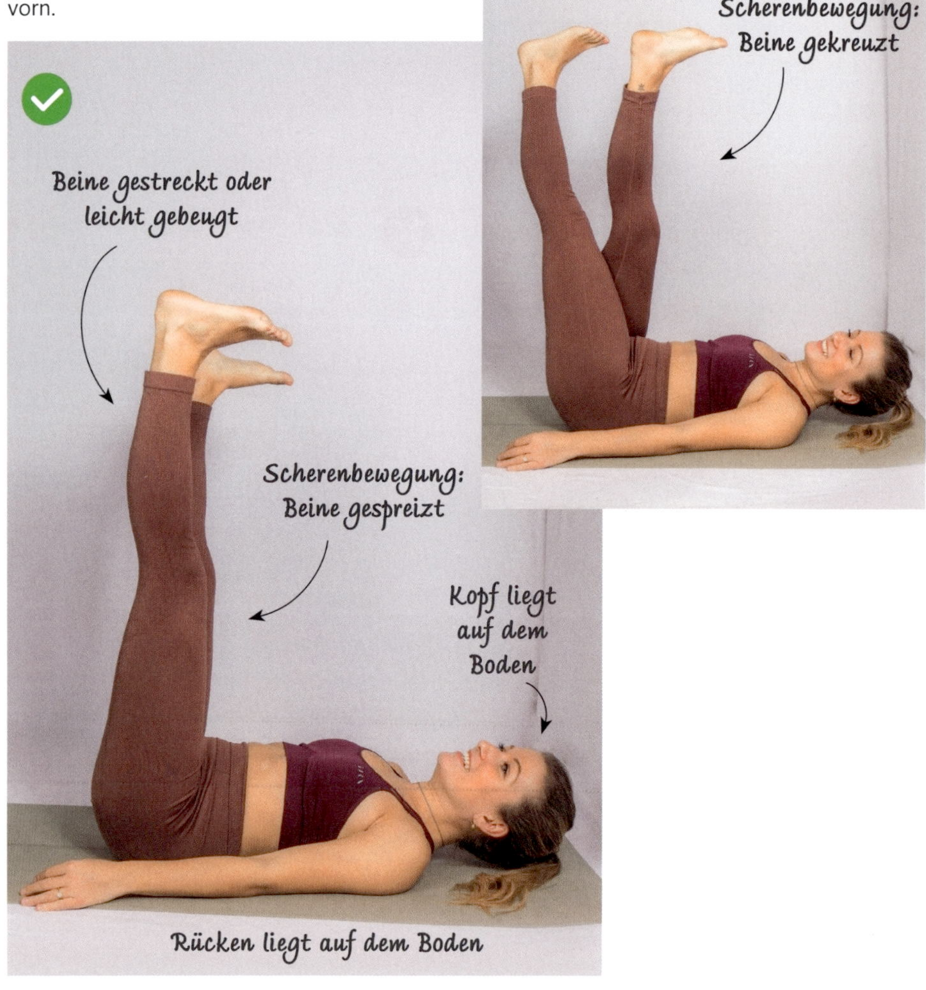

DIE HÜFTEN

Die Hüften sind die Körperregionen seitlich des Beckens. Die Hüftgelenke, bestehend aus Oberschenkelknochen und Hüftbein sind (nach den Knien) die größten Gelenke des Körpers. Sie tragen das Körpergewicht und sind daher großen Belastungen ausgesetzt. An der Hüfte sind die kräftigen Beinmuskeln befestigt, insbesondere die Gesäßmuskeln, die Beckenbodenmuskeln und der Lendenmuskel (Psoas). Die Hüftgelenke sind unerlässlich für viele verschiedene Bewegungen. Daher ist es wichtig, sie gut zu behandeln und ihre Beweglichkeit zu erhalten oder zu verbessern, damit Sie jede körperliche Aktivität ausüben können. Wenn die Hüfte gesund ist, können Sie den Rest Ihres Körpers problemlos bewegen, ohne Ihre Beine zu überlasten.

BEWEGLICHKEIT

Übung 1: Hüftbeuge

Sie stehen aufrecht vor einem Stuhl. Ein Fuß liegt auf der Sitzfläche auf, das Knie bildet einen 90-Grad-Winkel. Halten Sie Ihren Oberkörper gerade und neigen Sie ihn langsam zum gebeugten Knie. Kehren Sie dann langsam in die Ausgangsposition zurück.

Knie 90°

Knie stark gebeugt
Rücken gerade Körpergewicht vorn
Linkes Bein gestreckt

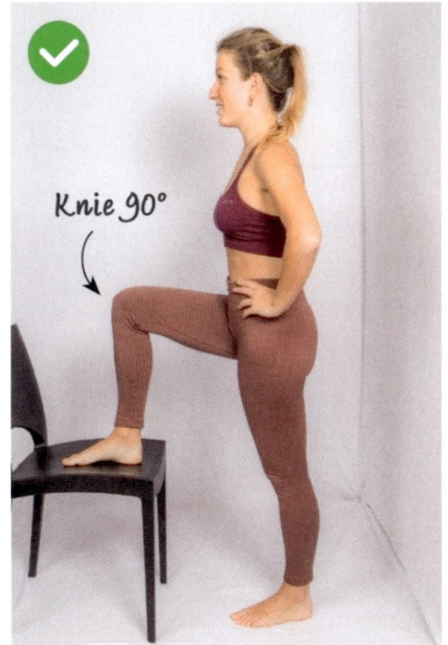

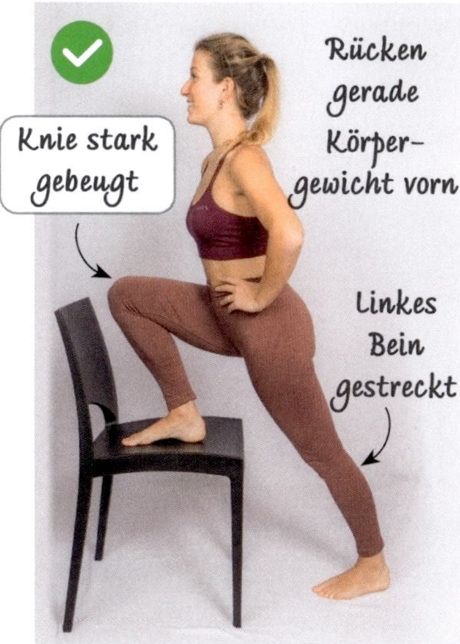

Becken am Boden
Beide Knie nach rechts
Außendrehung der rechten Hüfte
Innendrehung der linken Hüfte

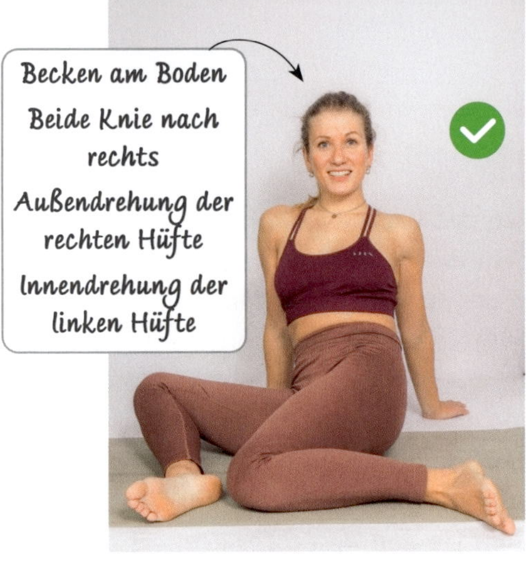

Übung 2: Der sitzende Scheibenwischer

Setzen Sie sich auf eine Matte, die Knie gebeugt, die Füße flach auf dem Boden, etwa 30 Zentimeter auseinander. Die Hände hinter dem Gesäß aufstützen. Kippen Sie beide Knie auf die rechte Seite, ohne die Füße vom Boden abzuheben. Die Knie wieder zur Mitte bringen und zur anderen Seite kippen lassen. Führen Sie die Bewegung langsam und vorsichtig aus, um die Knie zu schonen.

DEHNUNG

Übung 1: Der Piriformis

Beginnen Sie in der Rückenlage. Winkeln Sie die Beine an, die Füße stehen auf dem Boden und die Knie zeigen zur Decke.
Um den rechten Piriformis-Muskel zu dehnen, legen Sie Ihren rechten Knöchel auf Ihr linkes Knie (und umgekehrt, um den linken zu dehnen). Ziehen Sie beide Beine langsam zur Brust, bis Sie Ihre Beine umfassen und die Finger hinter Ihrem linken Oberschenkel verschränken können. Ziehen Sie Ihren linken Oberschenkel langsam weiter in Richtung Brust, bis Sie eine leichte Dehnung in Ihrer rechten Gesäßhälfte spüren.

Rücken liegt auf
Kopf und Schultern entspannt
Rechtes Knie 90°
Rechter Knöchel auf linkem Knie

Kopf angehoben
Rechtes Bein zu weit über das linke gekreuzt
Schultern angehoben
Gesäß angehoben

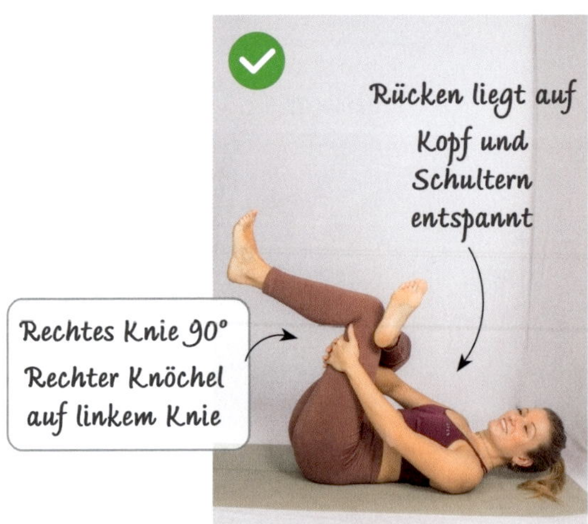

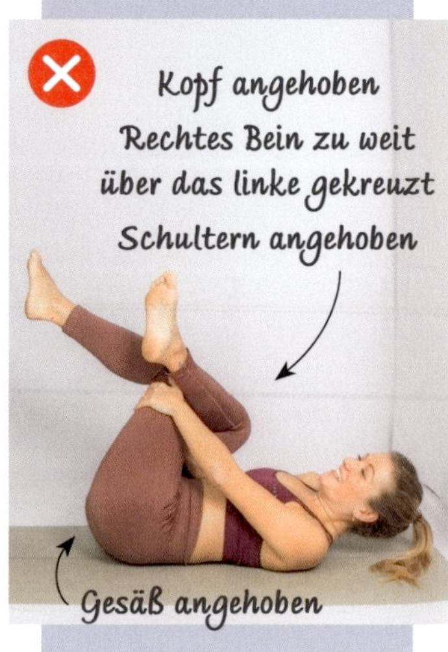

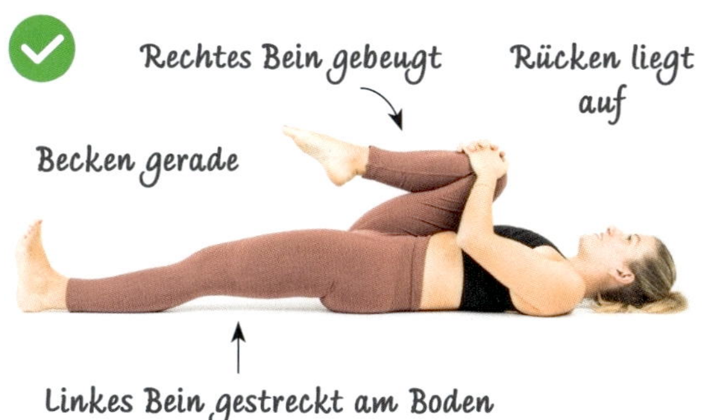

Übung 2: Der Psoas

Sie liegen auf dem Rücken. Umfassen Sie das rechte Knie und ziehen Sie es zur Brust. Das linke Bein ist gestreckt und bleibt am Boden. Halten Sie den Rücken gerade und vermeiden Sie, ihn im Bereich der Lendenwirbelsäule vom Boden abzuheben.

Übung 3: Dehnung der Gesäßmuskulatur

Sie liegen auf den Rücken. Beugen Sie das rechte Knie und greifen Sie es mit der linken Hand, um es auf der gegenüberliegenden Seite (links) zum Boden zu bringen. Der rechte Arm bleibt seitlich auf dem Boden liegen. Das Becken folgt der Bewegung, aber beide Schultern bleiben fest auf dem Boden. Diese Position bewirkt eine leichte Verdrehung der Lendenwirbelsäule und vor allem eine Dehnung des Gesäßmuskels des gebeugten Beins.

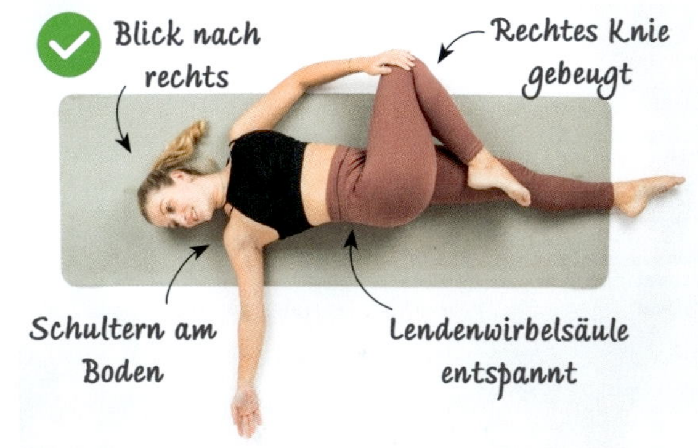

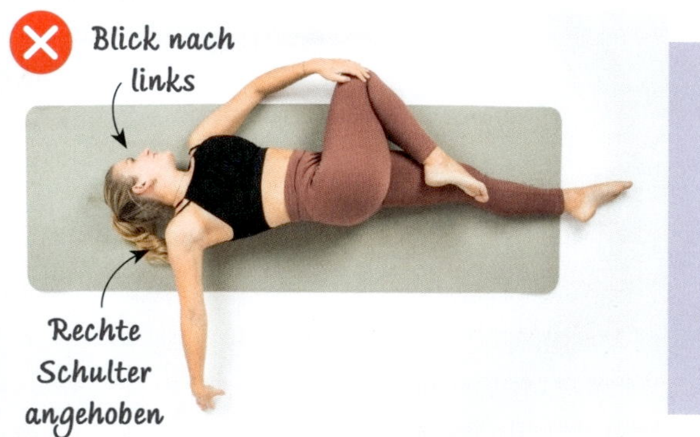

KRÄFTIGUNG

Übung 1: Abduktion der Hüfte

Legen Sie sich mit gebeugten Knien auf die Seite und legen Sie ein Trainingsband um Ihre Oberschenkel.
Drehen Sie Ihr oberes Bein so weit wie möglich nach oben und halten Sie dabei die Füße zusammen. Kehren Sie dann langsam in die Ausgangsposition zurück.

Trainingsband um die Oberschenkel
Seitenlage links
Rechtes Knie heben
Füße berühren sich

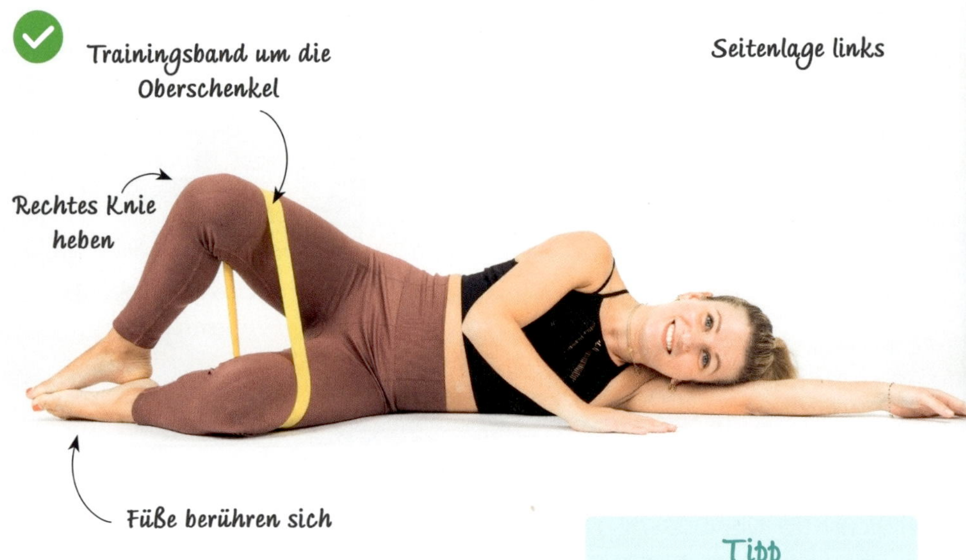

Tipp

Wer möchte, kann die Übung anfangs ohne Trainingsband ausführen und das Band erst später hinzunehmen.

Vierfüßlerstand
Rücken gerade
Rechtes Knie angehoben
Kopf und Rücken auf einer Linie
Blick zwischen die Hände
Hände unter den Schultern

Rechtes Knie zu weit hinten
Kopf angehoben
Knie und Hüfte nicht auf einer Linie
Hände vor den Schultern

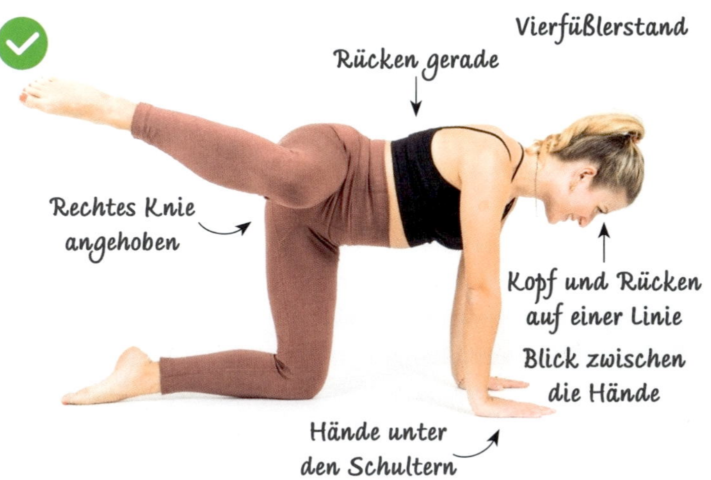

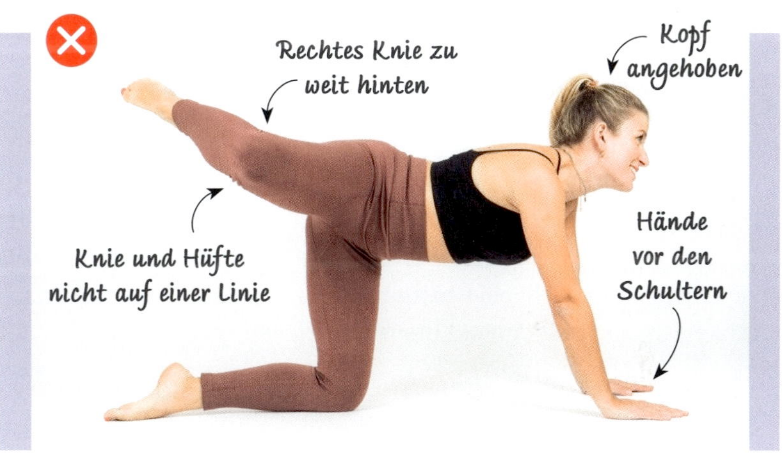

Übung 2: Hüftdrehung im Vierfüßlerstand

Begeben Sie sich in den Vierfüßlerstand und stützen Sie sich mit den Händen und den Knien ab. Die Knie sind hüftbreit auseinander.
Heben Sie das rechte Knie vom Boden ab und spreizen Sie das Bein so weit wie möglich zur Seite ab. Der Kopf befindet sich in der Verlängerung der Wirbelsäule, der Blick ist vor die Hände gerichtet.

Tipp
Ihre Haltung ist stabiler, wenn Sie die Bauchmuskeln anspannen.

TYPISCHE BESCHWERDEN DER UNTEREN EXTREMITÄTEN

Verstauchung des Knöchels

Die Verstauchung des Knöchels ist eine der häufigsten Verletzungen. In den meisten Fällen ist eine Verstauchung harmlos, aber manchmal kann sie mit einem Haarriss im Knochen einhergehen, der zu Ermüdungsbrüchen führen kann und eine ärztliche Behandlung erfordert. Daher sollte sie so früh wie möglich diagnostiziert und behandelt werden. Das ist wichtig, um langfristige Folgen zu vermeiden, insbesondere eine chronische Instabilität, die zu wiederholten Verstauchungen führen kann.

WIE SOLLTE MAN SICH VERHALTEN?

Bei einer Verstauchung ist zunächst ein Arztbesuch erforderlich. Nur so kann eine optimale diagnostische, therapeutische und rehabilitative Behandlung gewährleistet werden. Wenn Sie Ihren Fuß nicht mehr belasten oder nicht mehr als vier Schritte hintereinander machen können, ist eventuell eine Röntgenuntersuchung notwendig. In allen anderen Fällen reicht ein Besuch beim Hausarzt aus. Dieser wird nach einer Untersuchung anhand bestimmter Kriterien beurteilen, ob eine Röntgenaufnahme erforderlich ist.

Eis
Eiswürfel oder ein Kühlkissen auf die betroffene Stelle legen. Die Anwendung sollte nicht länger als 20 Minuten dauern.
Pause
Ruhigstellen des Knöchels und Verzicht auf körperliche Aktivität, Entlastung des Gelenks durch Gehstützen, aber Auftreten je nach Schmerz erlaubt.
Hochlegen
(hilft, Schwellungen zu verringern), 2 bis 3 Stunden täglich, dabei ein dickes Kissen unter den Fuß legen.
Compression
durch elastische Verbände, Bandagen oder eine Schiene mit aufblasbaren Seitenkammern.

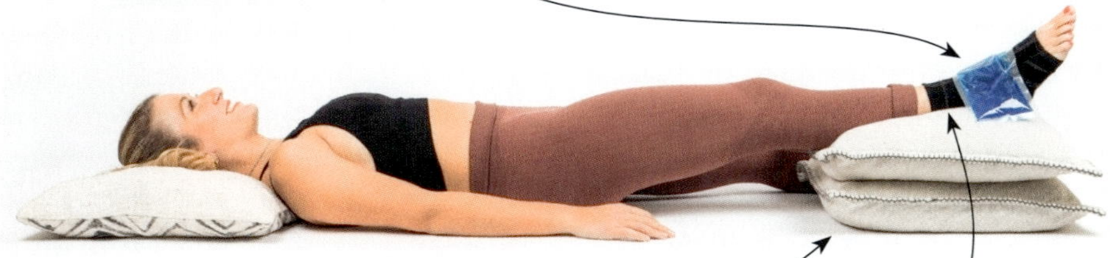

Vorgehen bei einer leichten Verstauchung

Um den Schaden gering zu halten und die Heilungsdauer zu verkürzen, sollte man so schnell wie möglich die PECH-Regel (siehe Foto) anwenden. Je nach Intensität und Entwicklung des Schmerzes sollte die Behandlung 3 bis 7 Tage lang fortgesetzt werden. Übrigens: Die PECH-Regel gilt auch für das Knie.

Welche Übungen nach einer Verstauchung?

Achtung: Die folgenden Übungen dürfen erst einige Zeit nach der Verstauchung durchgeführt werden, wenn die Bänder verheilt und Schwellungen zurückgegangen sind. Es ist entscheidend, die äußeren Muskeln des Knöchels zu stärken. Sie verhindern, dass sich der Knöchel nach innen dreht, und beugen so künftigen Verletzungen vor.

ÜBUNG 1: Stärkung der Wadenmuskulatur

Sie stehen mit der Fußspitze auf einer Stufe oder einem Hocker. Stellen Sie sicher, dass Sie sich irgendwo festhalten können. Der größere Teil des Fußes ist angehoben. Das Knie während der ganzen Übung leicht gebeugt halten. Üben Sie mit den Zehen Druck aus, um sich so hoch wie möglich auf die Zehenspitze zu stellen. Dann die Ferse langsam wieder sinken lassen. Wiederholen Sie die Übung.

Linkes Knie leicht gebeugt
Fußspitze auf der Stufe, 2/3 des linken Fußes in der Luft

2/3 des Fußes auf der Stufe

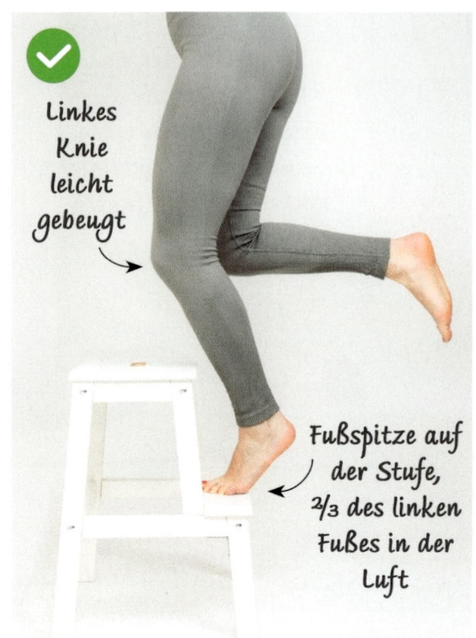

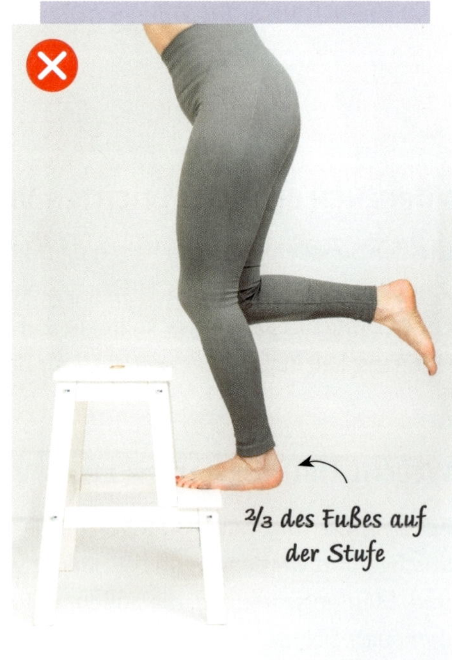

Extra

Wenn Sie während der Übung das Knie beugen, trainieren Sie den Musculus soleus, den unteren Wadenmuskel, der bei Laufsportlern stark beansprucht wird.

ÜBUNG 2: Stärkung der Wadenmuskulatur

Setzen Sie sich auf den Boden. Legen Sie ein breites, festes Trainingsband um beide Füße. Spreizen Sie die Beine leicht, um das Band unter Spannung zu bringen. Nun den Fuß, den Sie trainieren möchten, nach außen drehen, während der andere unbeweglich auf dem Boden bleibt. Spüren Sie die Muskelarbeit, die an der Seite des Knöchels und des Beins geleistet wird.
Diese Übungen stärkt die äußeren Muskeln des Knöchels. Sie sollten sie erst einige Zeit nach einer Verstauchung durchführen, wenn die Bänder verheilt sind.

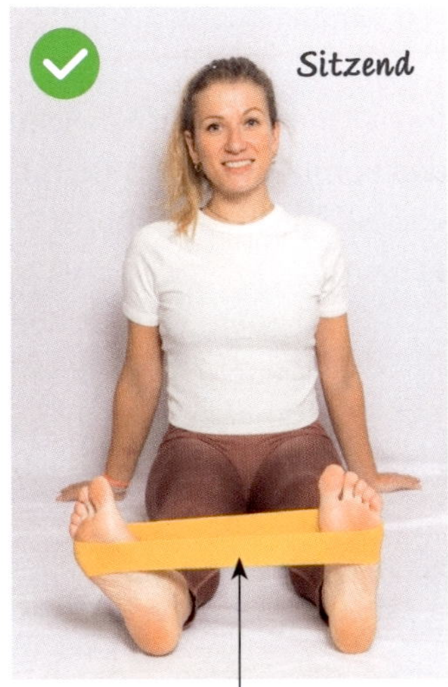

Trainingsband um die Füße
Fuß nach außen gedreht

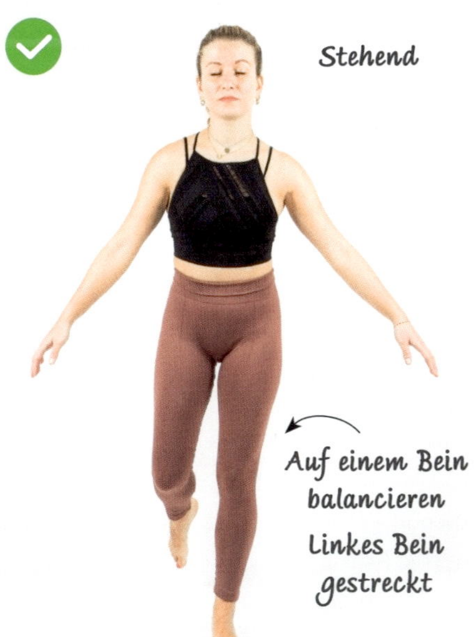

Auf einem Bein balancieren
Linkes Bein gestreckt

ÜBUNG 3: Körperwahrnehmung

Bei dieser Übung stehen Sie barfuß auf einem Bein und blicken geradeaus. Sie können auch die Augen schließen, um die Übung zu erschweren. Wenn das Bein gestreckt ist, arbeitet hauptsächlich der Knöchel und sorgt für das Gleichgewicht. Die Arme können zur Stabilisierung seitlich abgespreizt werden.

Extra

Es ist vorteilhafter, die Übung mehrmals für kurze Zeit zu wiederholen, statt sie mehrere Minuten lang durchzuführen.

Wann wieder mit dem Sport beginnen?

Bevor Sie wieder Sport treiben, sollten Sie sich von Ihrer Hausärztin oder Ihrem Hausarzt beraten lassen.

Meist kann das Training wieder beginnen, wenn der Knöchel nicht mehr schmerzt und normal beweglich ist, d. h. wenn Sie den Fuß, der verstaucht war, voll belasten und auf ihm hüpfen können.

- Leichte Verstauchung: Trainingsbeginn nach ein bis drei Wochen
- Mittelschwere Verstauchung: Trainingsbeginn nach vier bis sechs Wochen
- Schwere Verstauchung: Trainingsbeginn nach sechs Wochen bis drei Monaten

Bei der Wiederaufnahme des Trainings können Sie in der ersten Zeit (maximal 15 Tage) eine Kompressionsbandage oder eine Schiene mit elastischen Befestigungen verwenden. Dies wird Ihnen helfen, Ihre Ängste zu überwinden, und Ihnen den nötigen Halt geben, um Ihren frisch genesenen Knöchel zu stabilisieren.

Erneute Verstauchungen vermeiden

- Wählen Sie gezielt Übungen, die die Stabilität der Gelenke in Ihren Beinen und Füßen verbessern und erhalten.
- Wärmen Sie sich vor jeder sportlichen Aktivität gut auf.
- Achten Sie auf eine ausreichende Ruhezeit nach dem Training und nach Wettkämpfen.
- Achten Sie auf eine gute Ausrüstung und geeignetes Schuhwerk.

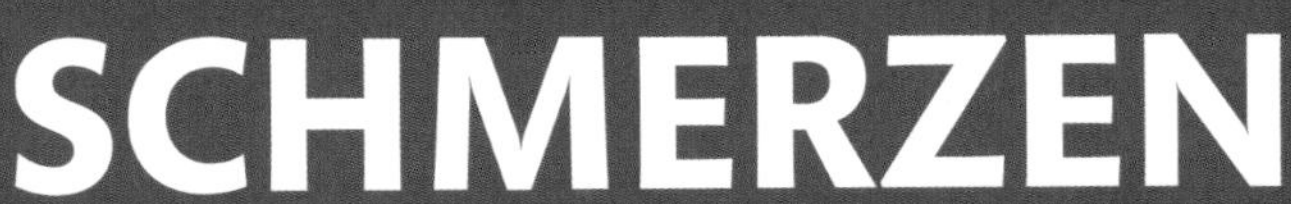

SCHMERZEN

DER OBEREN GLIEDMASSEN

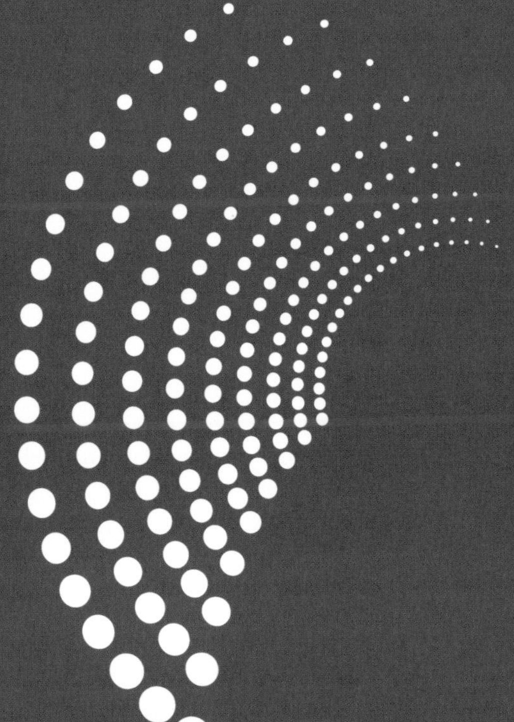

DIE SCHULTER

Schmerzen in der Schulter sind ein häufiger Grund für einen Arztbesuch. Das Schultergelenk ist das beweglichste unserer Gelenke und eines der am meisten beanspruchten, da es die Verbindung zwischen drei Knochen herstellt: dem Schulterblatt, dem Oberarmknochen und dem Schlüsselbein.

Beim Kämmen, Kaffeetrinken, Autofahren usw. wird die Schulter bei vielen harmlosen Alltagsbewegungen mit einbezogen. An der Schulter setzen mehrere Muskeln an, darunter die Rotatorenmanschette. Sie spielt eine wichtige Rolle bei der Stabilisierung des Gelenks und besteht aus den folgenden Muskeln:

- **Musculus infraspinatus**
- **Musculus supraspinatus**
- **Musculus subscapularis**
- **Musculus teres minor**

Diese Muskeln sind über Sehnen am Oberarmknochen befestigt. Diese Sehnen sind häufig von nichtentzündlichen Erkrankungen (Tendopathie) infolge von Fehlbelastung oder Verschleiß betroffen.

Um Schulterschmerzen zu lindern und den vollen Bewegungsradius der Schulter wiederherzustellen, ist es wichtig, diese Muskeln auf drei Ebenen zu dehnen und zu lockern: von rechts nach links, von vorne nach hinten und durch Rotationen des Arms.

BEWEGLICHKEIT

ÜBUNG 1: Schultern kreisen

Sie stehen aufrecht, die Füße etwas mehr als hüftbreit auseinander, die Arme hängen seitlich neben dem Körper. Halten Sie den Rücken gerade und den Rumpf angespannt. Heben sie beide Schultern. Einige Sekunden halten, dann die Schultern nach hinten ziehen, als wollten Sie die Schulterblätter im Rücken zusammenbringen. Die Arme bewegen sich nicht. Lassen Sie die Schultern dann so tief wie möglich fallen, ohne sie nach vorn zu ziehen, und halten Sie diese Position einige Sekunden. Wiederholen Sie die Übung.

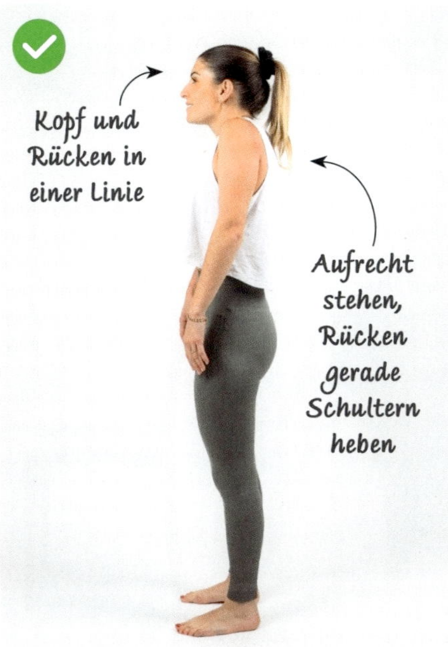
Kopf und
Rücken in
einer Linie
Aufrecht
stehen,
Rücken
gerade
Schultern
heben

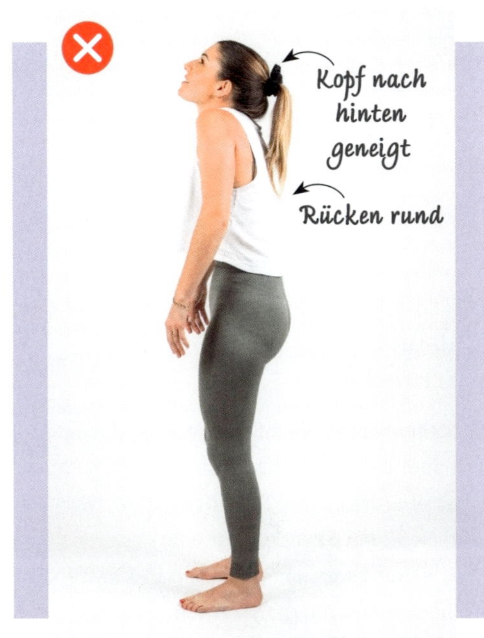
Kopf nach
hinten
geneigt
Rücken rund

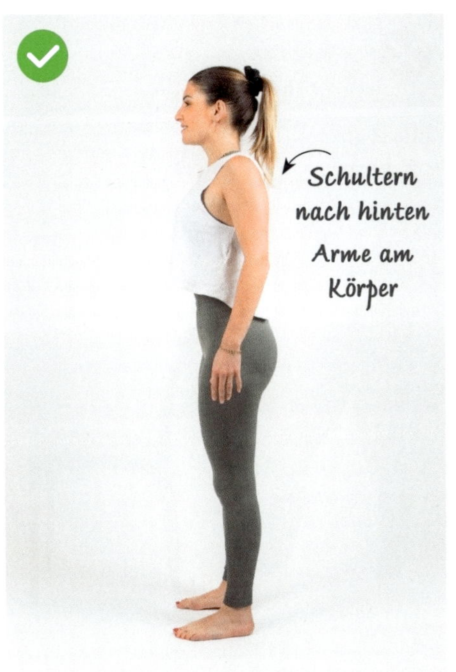
Schultern
nach hinten
Arme am
Körper

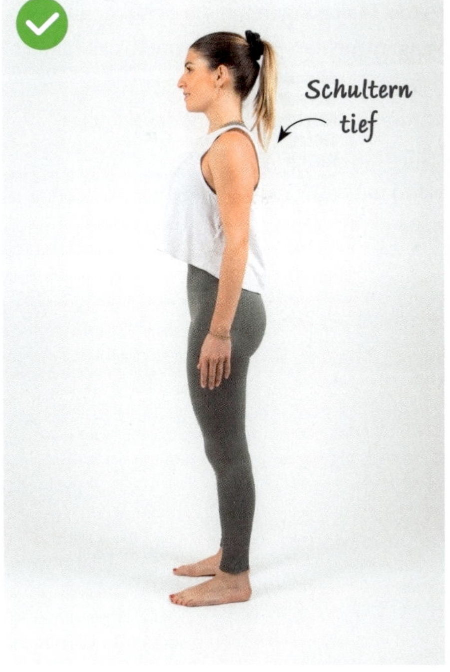
Schultern
tief

Übung 2: Kreisbewegung der Schulter

Stellen Sie sich leicht nach vorne gebeugt hinter einen Stuhl und stützen Sie sich mit einem Arm auf der Rückenlehne ab. Nehmen Sie ein Gewicht oder eine volle 1,5-Liter-Flasche in die freie Hand. Lassen Sie den Arm mit dem Gewicht zunächst entspannt hängen und schwingen Sie ihn sanft vor und zurück. Führen Sie dann kreisende Bewegungen mit der Schulter aus. Steigern Sie den Bewegungsradius allmählich.
Während der Übung bleibt das Schulterblatt entspannt und Sie versuchen, die Hand mit dem Gewicht möglichst still zu halten.

Kreisbewegung der Schulter
Stehend, Rücken gerade
Rechter Arm hängt locker herab
Schultern entspannt
Gewicht in der rechten Hand

Rücken rund
Ellenbogen gebeugt

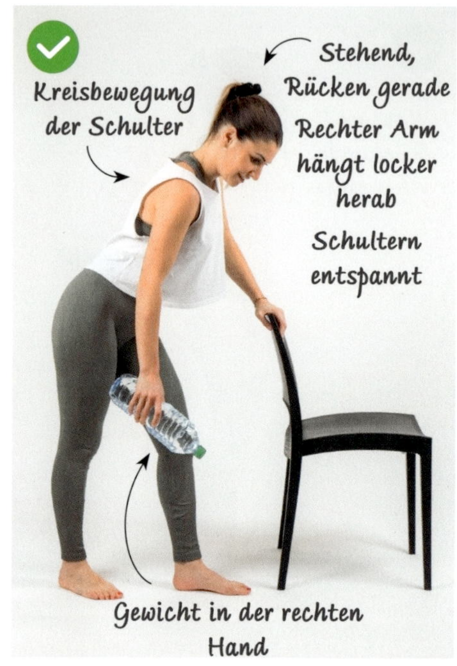

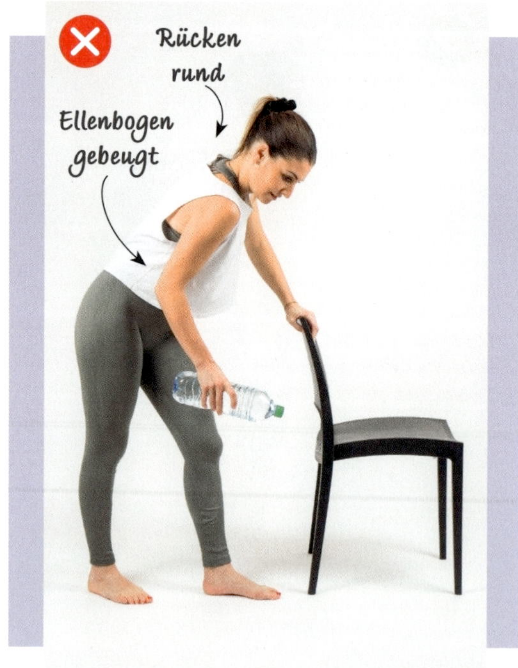

DEHNUNG

Übung 1: Dehnung der vorderen Schulter

Legen Sie Ihren Unterarm so an eine Wand, dass der Unterarm senkrecht steht und der Ellenbogen um 90 Grad gebeugt ist. Beugen Sie sich langsam nach vorne, während Sie ausatmen.

Unterarm und Handfläche an der Wand
Rechter Ellenbogen 90°
Drehung nach links

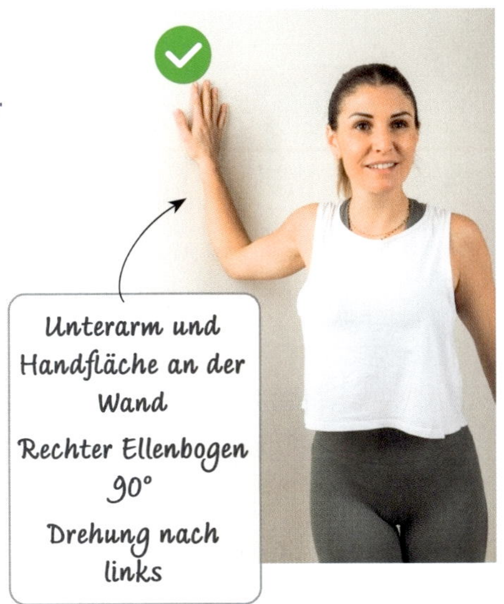

Extra

Um die Dehnung zu verstärken, können Sie Ihren Oberkörper leicht in die entgegengesetzte Richtung drehen.

Übung 2: Dehnung der hinteren Schulter

Sie stehen aufrecht, die Füße hüftbreit auseinander. Heben Sie den rechten Arm waagerecht auf Brusthöhe und erfassen Sie den rechten Ellenbogen mit der linken Hand. Ziehen Sie den rechten Arm an die gegenüberliegende (linke) Schulter heran, während Sie das rechte Schulterblatt von der Wirbelsäule wegziehen. Seite wechseln.

Kopf und Rücken in einer Linie
Rechter Arm waagrecht vor der Brust
Linke Hand erfasst rechten Ellenbogen
Rechtes Schulterblatt strebt von der Wirbelsäule weg

Kopf vorgebeugt
Oberkörper nach links gedreht

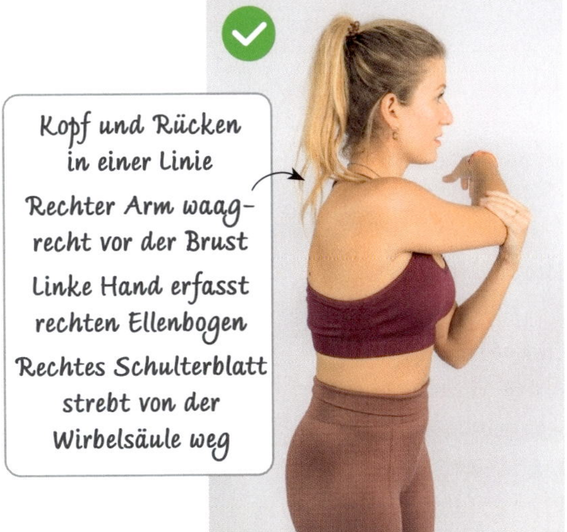

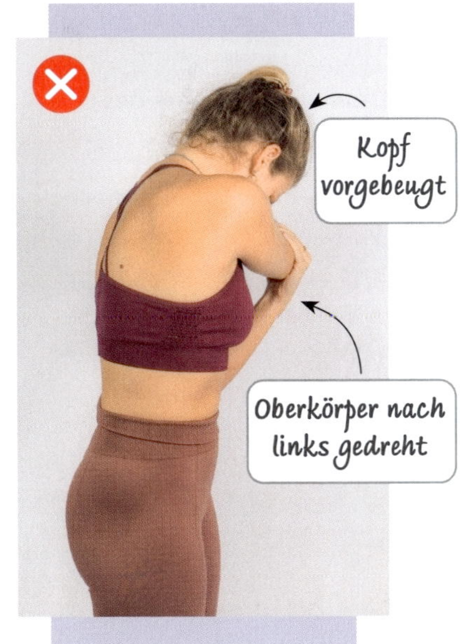

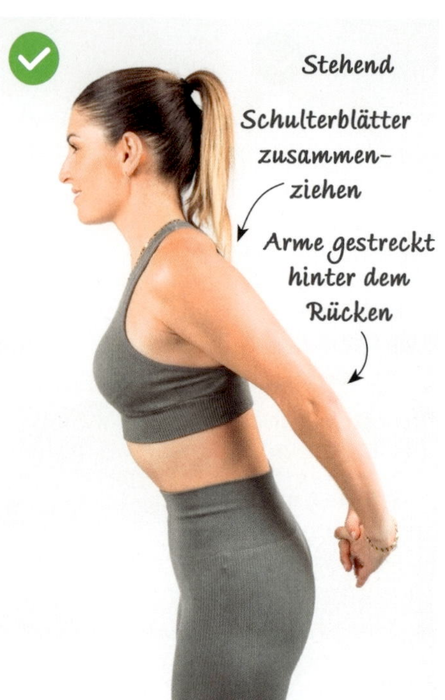

Übung 3: Dehnung des vorderen Bizeps und des vorderen Deltamuskels

Legen Sie Ihre gestreckten Arme hinter Ihren Rücken und verschränken Sie die Finger. Heben Sie beim Ausatmen Ihre Arme gleichmäßig so weit wie möglich an. Um die Arme möglichst hoch zu heben können Sie den Oberkörper nach vorne neigen.

Übung 4: Dehnung des Trizeps

Legen Sie die rechte Hand hinter den Nacken, der Ellenbogen zeigt nach oben. Ziehen Sie mithilfe der anderen Hand den Ellenbogen nach innen und leicht nach unten zum Hinterkopf.

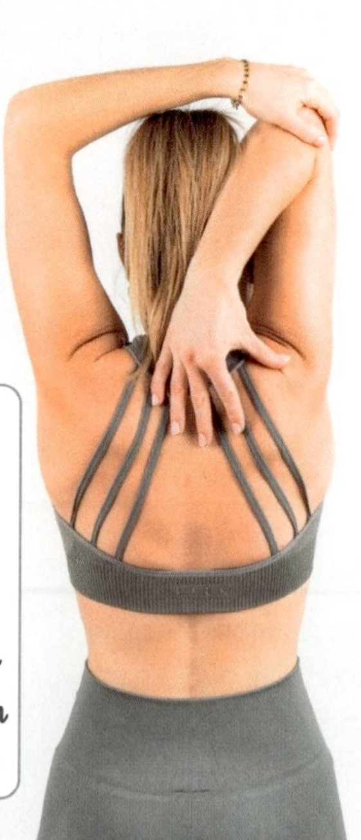

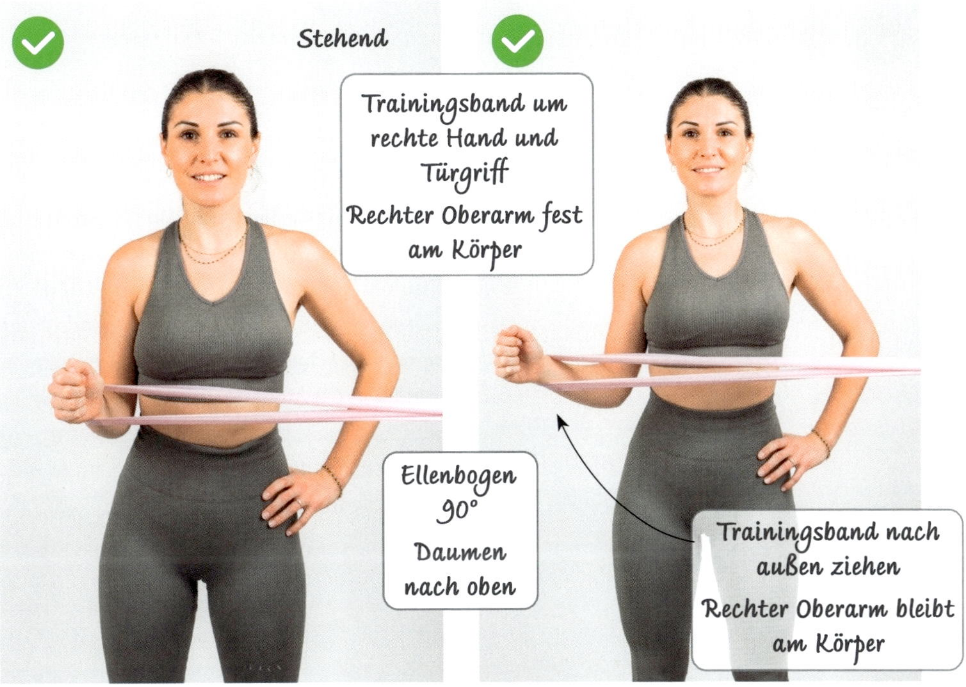

Stehend

Trainingsband um rechte Hand und Türgriff

Rechter Oberarm fest am Körper

Ellenbogen 90°

Daumen nach oben

Trainingsband nach außen ziehen

Rechter Oberarm bleibt am Körper

KRÄFTIGUNG

Übung 1: Außendrehung der Schulter

Sie stehen aufrecht mit geradem Rücken. Hängen Sie ein Trainingsband in einen Türgriff ein. Schieben Sie die Hand in die Bandschlaufe, der Daumen zeigt nach oben. Nun das Band nach außen dehnen und dabei eine Außendrehung der rechten Schulter durchführen. Langsam wieder in die Ausgangsposition zurückkehren. Achten Sie darauf, dass Ihr Oberarm während der gesamten Bewegung am Körper bleibt. Seite wechseln.

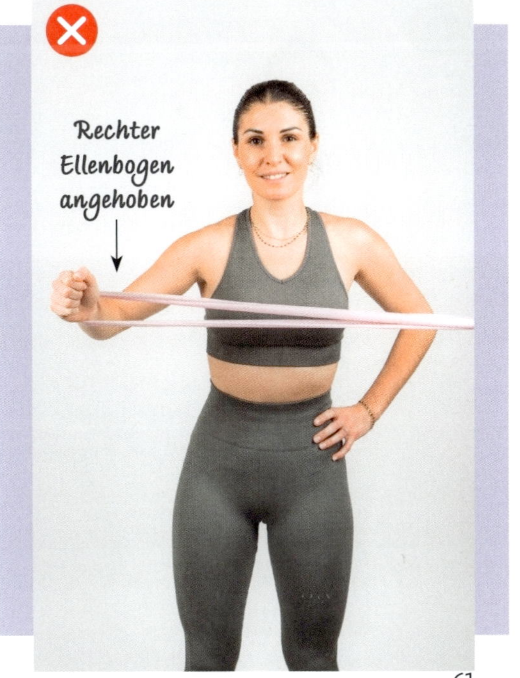

Stehend
Trainingsband um linke Hand und Türgriff
Linker Daumen zur Decke
Linker Oberarm fest am Körper
Ellenbogen 90°

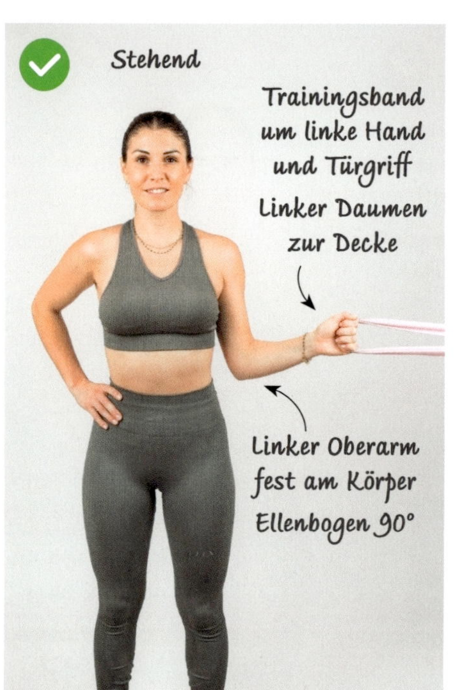

ÜBUNG 2: Innendrehung der Schulter

Sie stehen aufrecht mit geradem Rücken. Legen Sie ein Trainingsband um einen Türgriff. Schieben Sie die linke Hand in die Bandschlaufe, der Unterarm zeigt nach außen, der Daumen nach oben. Nun die Hand vor den Körper bringen und dabei eine Innendrehung der linken Schulter durchführen. Langsam wieder in die Ausgangsposition zurückkehren. Achten Sie darauf, dass Ihr Oberarm während der gesamten Bewegung am Körper bleibt. Seite wechseln.

Band nach innen ziehen
Linker Oberarm bleibt immer fest am Körper

Oberarm abgespreizt
Daumen zeigt zum Bauch

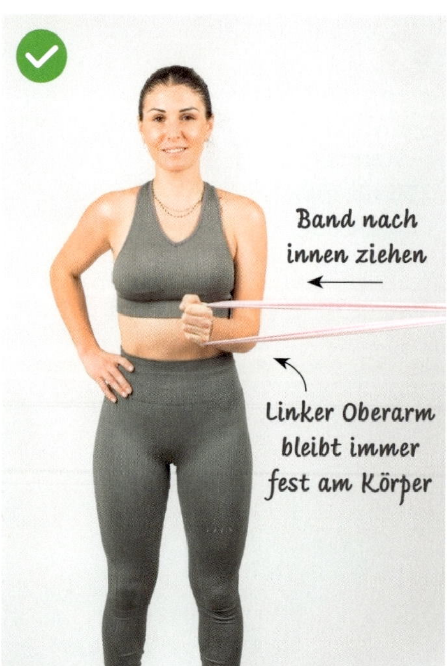

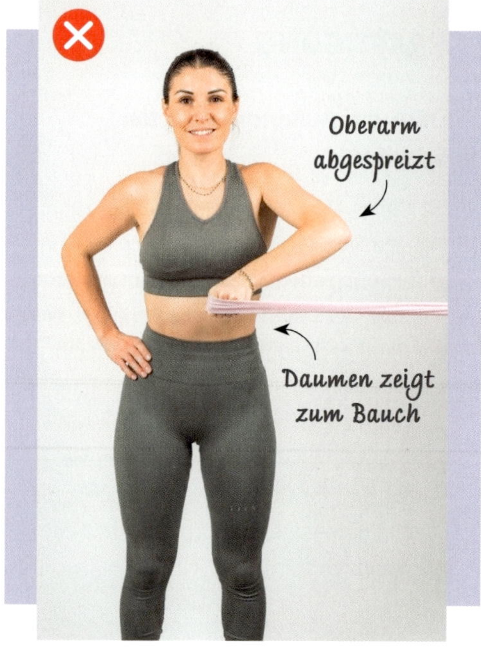

Rücken gerade
Trainingsband zwischen Händen und Türgriff
Ellenbogen 90° und dicht am Körper

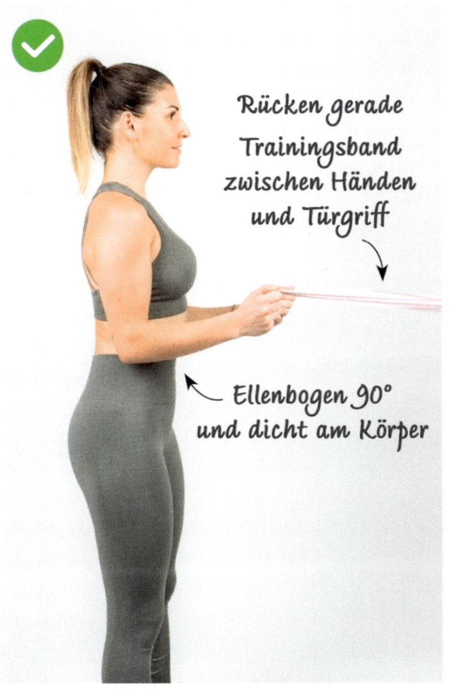

Übung 3: Stärkung der stabilisierenden Schultermuskeln

Sie stehen aufrecht mit geradem Rücken. Legen Sie ein Trainingsband um einen Türgriff, und halten Sie es mit beiden Händen fest. Winkeln Sie die Arme so ab, dass die Unterarme parallel zum Boden sind. Bewegen Sie die Ellenbogen nach hinten, um das Gummiband zu sich heranzuziehen. Durch das Ziehen des Gummibands werden die Schulterblätter näher zusammengebracht. Lockern Sie die Spannung langsam und wiederholen Sie den Vorgang.

Diese Übung stärkt die stabilisierenden Muskeln des Schulterblatts, um die Auswirkungen von Sehnenbeschwerden in der Schulter zu begrenzen, schneller abklingen zu lassen und einem erneuten Auftreten vorzubeugen.

Rücken gerade
Schulterblätter zusammenziehen
Trainingsband zum Körper ziehen

Rücken rund
Ellenbogen abgespreizt
Schultern verkrampft

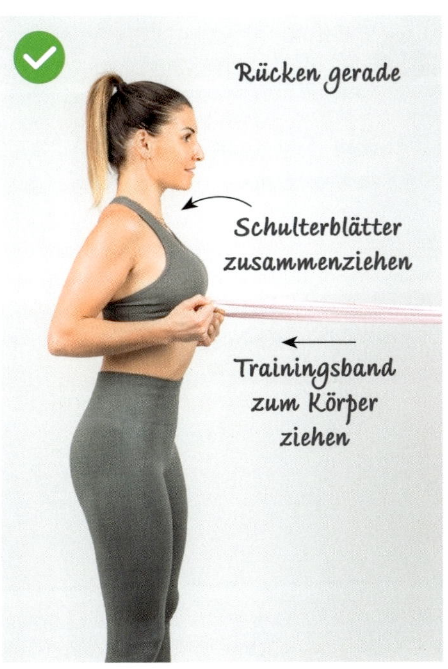

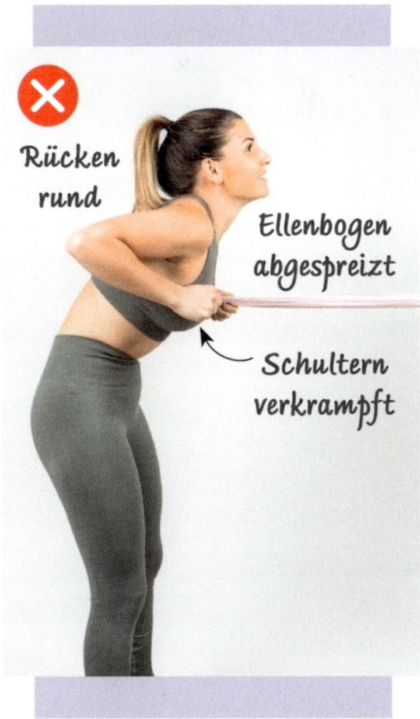

ÜBUNG 4: Stärkung des Musculus serratus anterior

Legen Sie sich im Stehen ein Gummiband um den Rücken und greifen Sie es mit beiden Händen. Strecken Sie den schmerzenden Arm aus (hier der linke), und schieben Sie ihn so weit wie möglich nach vorn. Wenn die maximale Position erreicht ist, schieben Sie die Schulter vor, um sich noch weiter gegen das Gummiband zu stemmen. Langsam in die Ausgangsposition zurückkehren, dann wiederholen.

Stehend
Trainingsband mit beiden Händen halten
Linker Arm: Faust nach vorn strecken
Rechte Hand: Band in der Taille halten

Kopf vorgebeugt Rücken rund
Arm zu niedrig Oberkörper nach rechts gedreht

Linken Arm nach vorn schieben
Gegen den Widerstand des Trainingsbands arbeiten

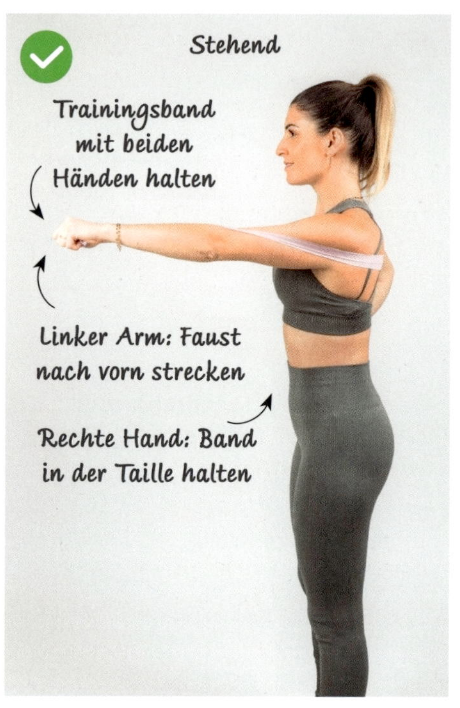

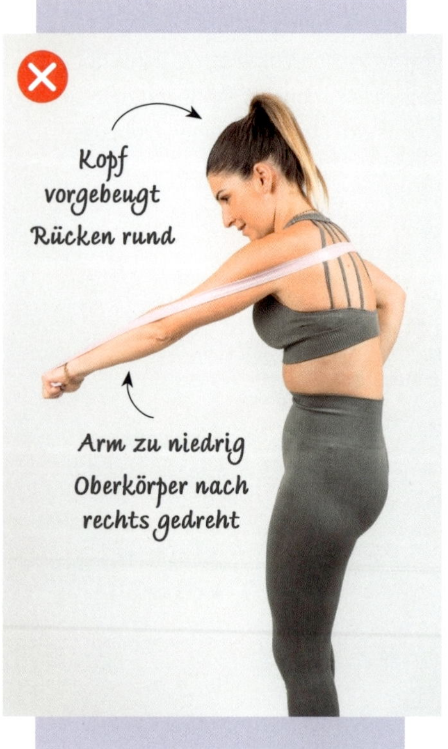

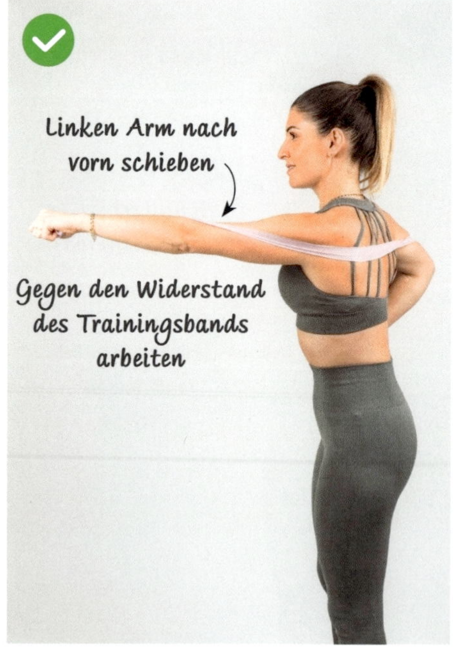

DER ELLENBOGEN

Der Ellenbogen ist ein komplexes Gelenk, das den Oberarmknochen (Humerus) und die beiden Unterarmknochen (Radius und Ulna) miteinander verbindet. Er ermöglicht einen großen Bewegungsumfang mit zwei Hauptfunktionen: Beugung (des Arms) sowie Pronation und Supination (Drehbewegungen des Unterarms). Dieser Gelenkkomplex vereint vier Hauptmuskelgruppen:

- **die Ellenbogenbeuger (Bizeps und Brachialis)**
- **der Ellenbogenstrecker (Trizeps)**
- **der seitliche Epikondylus, der die Streckung des Handgelenks und der Finger sowie die Supination (Auswärtsdrehung) ermöglicht**
- **die medialen Muskeln, die die Beugung des Handgelenks und der Finger sowie die Pronation (Einwärtsdrehung) ermöglichen**

BEWEGLICHKEIT

ÜBUNG 1: Beugung/ Streckung des Ellenbogens

Sie stehen aufrecht mit geradem Rücken und geraden Schultern. Die Arme hängen neben dem Körper. Einen Arm anspannen und den Unterarm langsam beugen, bis Ihre Hand die Schulter berührt. Langsam in die Ausgangsposition zurückkehren, bis der Ellenbogen gestreckt ist.

Schultern gerade
Handfläche zum Körper gedreht
Ellenbogen gebeugt
Arm gestreckt

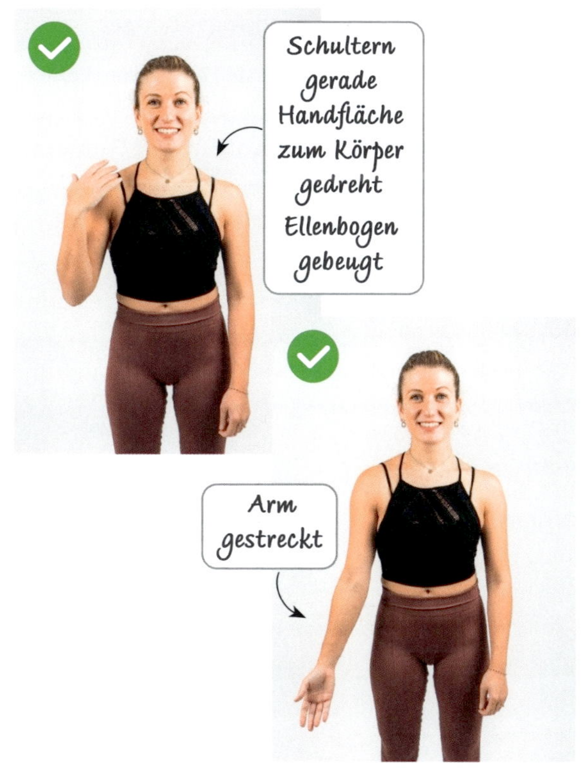

ÜBUNG 2: Drehung des Ellenbogens

Sie stehen oder sitzen. Den Unterarm im rechten Winkel heben, die Handfläche zeigt nach oben. Drehen Sie Ihr Handgelenk langsam, bis die Handfläche nach unten zeigt - ohne den Rest Ihres Arms zu bewegen.

Handfläche drehen:
oben
unten
Ellenbogen bewegt sich nicht. Beugungswinkel 90°

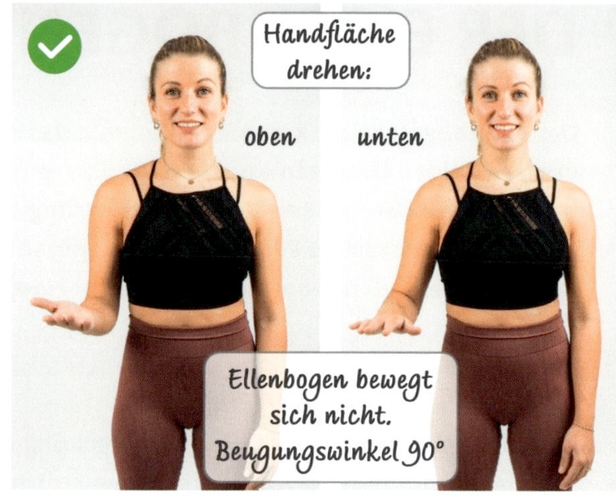

DEHNUNG

ÜBUNG 1: Dehnung der Ellenbogenbeuger

Sie stehen oder sitzen. Heben Sie den gestreckten linken Arm an, die Handfläche zeigt nach oben. Senken Sie die Finger der linken Hand. Sie können die rechte Hand einsetzen, um die Finger weiter abwärts zu biegen und die Dehnung zu verstärken. Seite wechseln.

Extra

Um verschiedene Muskelfasern zu dehnen, verstärken Sie die Auswärtsdrehung und ziehen die Finger näher an Ihren Körper.

Linke Schulter tief
Rechter Arm gestreckt
Finger zeigen zum Boden
Linke Schulter verkrampft
Ellenbogen leicht gebeugt

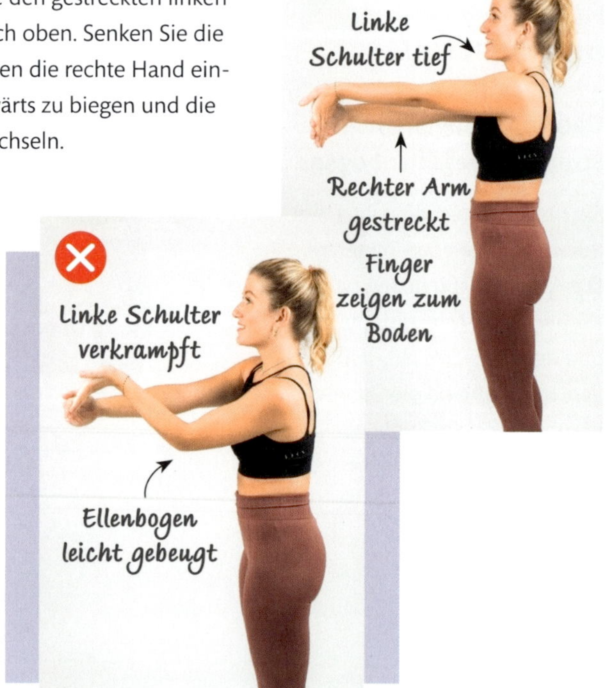

ÜBUNG 2: Dehnung der Streckmuskeln

Heben Sie im Sitzen oder Stehen den gestreckten rechten Arm an, die Handfläche zeigt zum Boden. Beugen Sie die Hand und die Finger nach unten. Sie können die Beugung mit der freien (linken) Hand verstärken. Seite wechseln.

Linke Schulter tief
Rechter Arm gestreckt
Finger zeigen nach unten
Hand abgewinkelt

Rechte Schulter verspannt
Arm leicht gebeugt

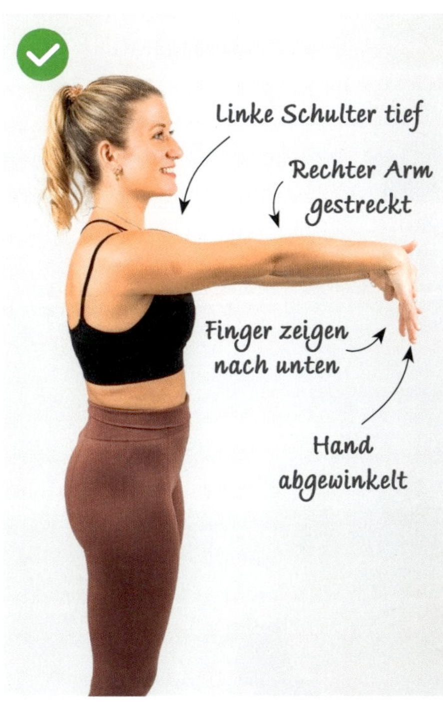

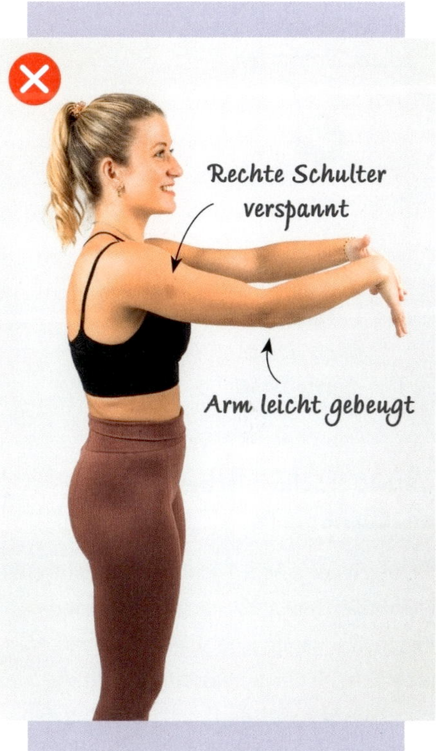

KRÄFTIGUNG

Übung 1: »Einschenken«

Nehmen Sie eine volle Wasserflasche in Ihre linke Hand. Drehen Sie die Hand aus dem Handgelenk abwechselnd nach innen und nach außen. Seite wechseln.

Arm leicht gebeugt
Linke Schulter entspannt
Flasche in der linken Hand
Flasche nach innen: Pronation
Flasche nach außen: Supination

Arm durch-gedrückt

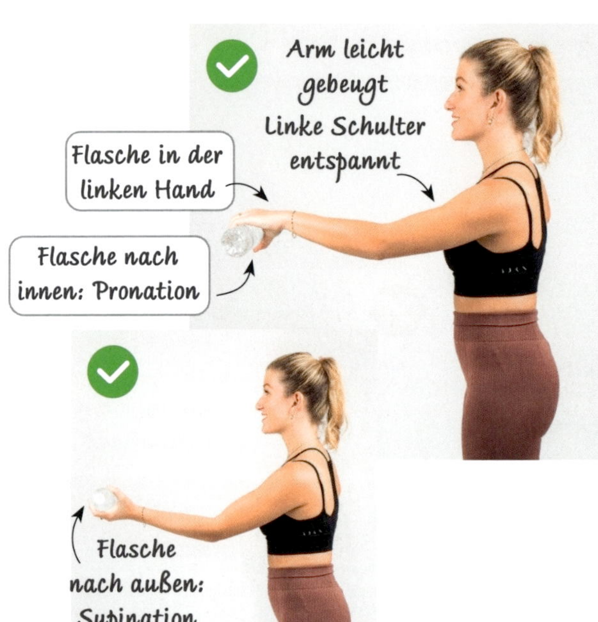

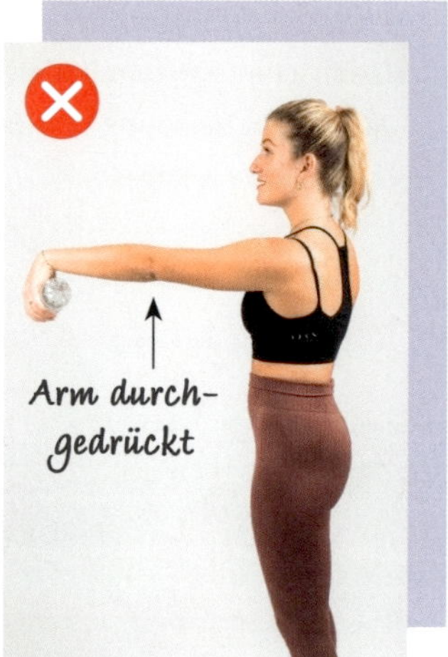

Übung 2: Scharnierbewegung des Ellenbogens

Sie sitzen vor einem Tisch. Der angewinkelte Ellenbogen (etwa 90 Grad) liegt auf einem Kissen, die Handfläche zeigt nach oben. Nehmen Sie eine kleine Wasserflasche in die Hand (nicht zu schwer!) und lassen Sie den Unterarm, dem Gewicht der Flasche nachgebend, langsam sinken. Halten Sie die Position mindestens 10–15 Sekunden und kehren Sie dann in die Ausgangsposition zurück.

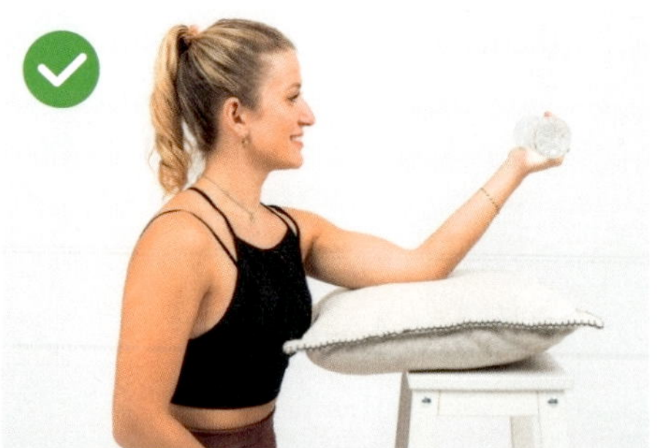

Ellenbogen auf einem Kissen
Handfläche nach oben
Unterarm senken

Trainingsband hinter dem Rücken
Linker Ellenbogen gebeugt
Rechte Hand über der Hüfte

Rechten Arm nach oben strecken
Trainingsband parallel zur Wirbelsäule
Rücken gerade

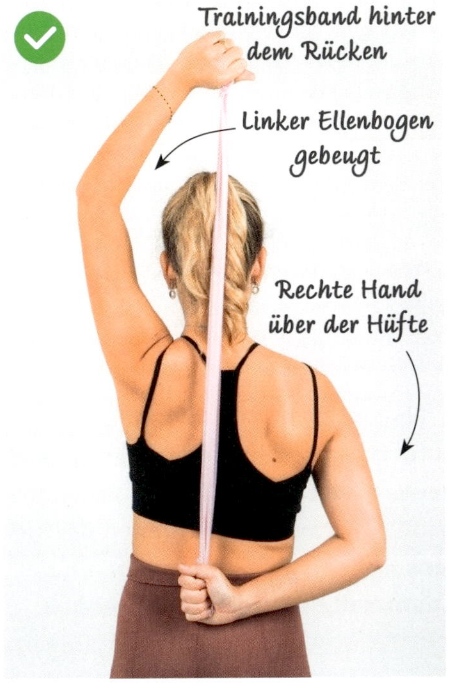

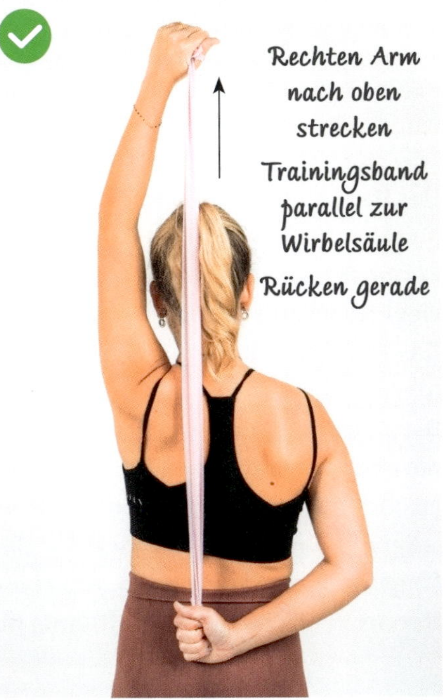

ÜBUNG 3: Stärkung des Trizeps durch Strecken des Ellenbogens

Sie stehen aufrecht mit geradem Rücken. Halten Sie mit beiden Händen ein Trainingsband senkrecht hinter den Rücken. Die obere Hand so weit wie möglich senkrecht über den Kopf nach oben strecken. Die untere Hand bewegt sich nicht.

Linker Arm zur Seite gestreckt: Band verläuft schräg

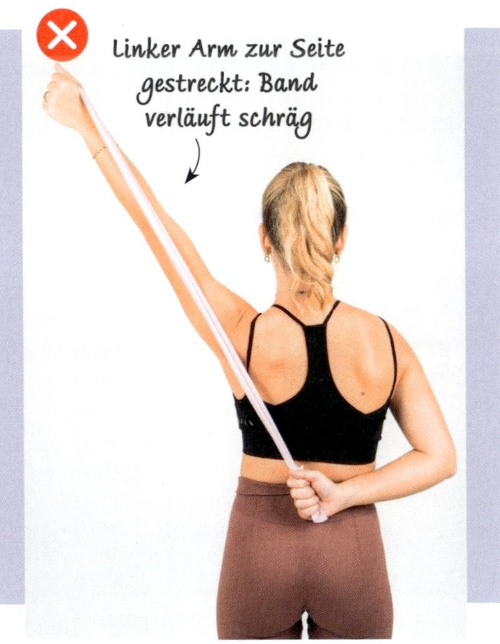

DAS HANDGELENK

Das Handgelenk ist ein schmales Gelenk, das das untere Ende der beiden Unterarmknochen Radius und Ulna sowie die acht Handwurzelknochen miteinander verbindet. Zahlreiche Bänder sorgen für den Zusammenhalt dieses stark beweglichen (und beanspruchten) Bereichs.
Das Handgelenk kann Beuge-, Streck-, Neigungs- und Drehbewegungen ausführen.
Die Bewegung des Handgelenks und der Finger wird durch die Muskeln und die Sehnenansätze ermöglicht. Die Streck- und Beugesehnen sind für die Beuge- und Streckbewegungen des Handgelenks selbst zuständig. Die Sehne des langen Daumenbeugers sorgt für die Flexion des Daumens. Für jeden der vier Finger gibt es zwei Sehnen. Am Handgelenk verlaufen sie zusammen mit dem Nervus medianus im Karpaltunnel hinter dem Halteband der Beugemuskeln.

BEWEGLICHKEIT

ÜBUNG 1: Beugen und Strecken des Handgelenks

Sie stehen oder sitzen. Beide Arme sind waagerecht nach vorn gestreckt. Führen Sie eine Reihe von Beuge- und Streckbewegungen durch. Dabei zeigen die Finger abwechselnd nach oben (Handflächen nach vorn) und nach unten (Handrücken nach vorn).

Streckung des Handgelenks
Handflächen nach vorn, Finger nach oben
Arme waagerecht nach vorn gestreckt
Beugung des Handgelenks
Handrücken nach vorn, Finger nach unten

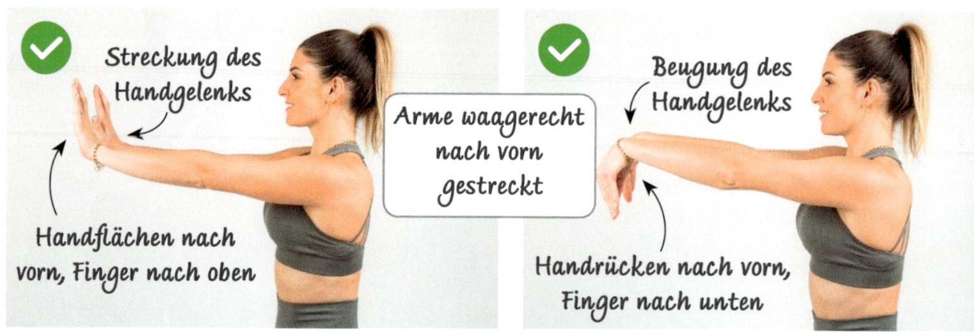

Schultern
entspannt,
Finger
verschränkt
Nur aus den
Handgelenken kreisen

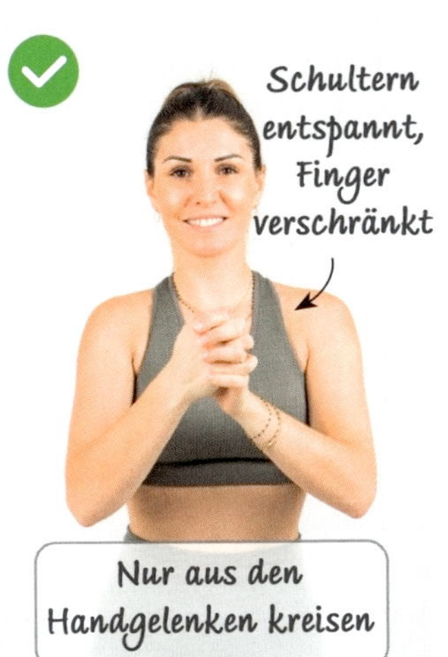

Übung 2: Handgelenkkreisen

Verschränken Sie im Stehen oder Sitzen die Finger beider Hände vor der Brust, und führen Sie mit Ihren Handgelenken kreisförmige Bewegungen aus – erst in eine Richtung, dann in die andere.

DEHNUNG

Übung 1: Dehnung der Beugemuskeln

Heben Sie im Sitzen oder Stehen den linken Arm gestreckt an, die Handfläche zeigt nach oben. Führen Sie dann die Finger nach unten. Die Finger mit der freien Hand zum Körper ziehen, um die Dehnung zu verstärken. Seite wechseln.

Linke Schulter
tief
Linker Arm
gestreckt
Finger nach unten
Linke Schulter
verspannt
Ellenbogen
leicht gebeugt

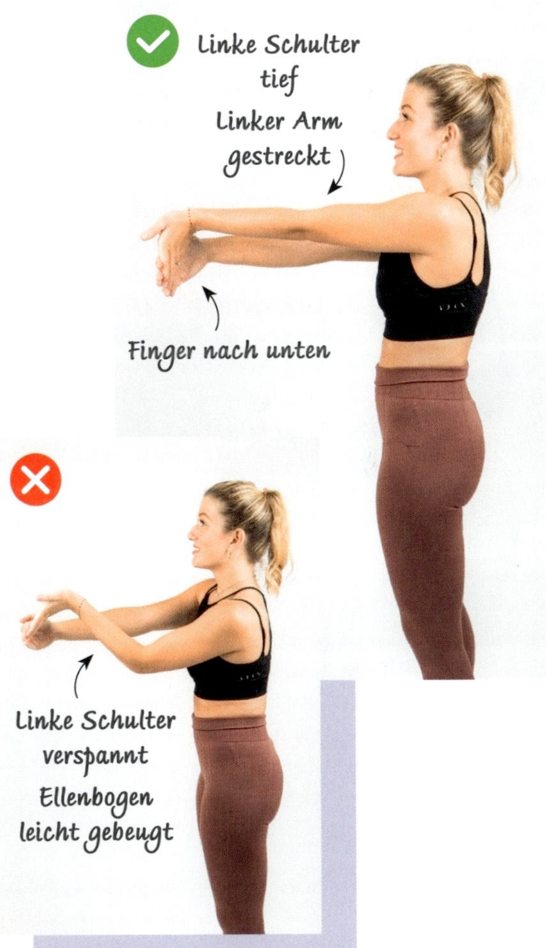

Extra

Um verschiedene Muskelfasern zu dehnen, verstärken Sie die Auswärtsdrehung und ziehen die Finger näher an Ihren Körper.

ÜBUNG 2: Dehnung der Streckmuskeln

Heben Sie im Sitzen oder Stehen den gestreckten rechten Arm an, die Handfläche zeigt zum Boden. Beugen Sie die Hand und die Finger nach unten. Sie können die Beugung mit der freien (linken) Hand verstärken. Seite wechseln.

Rechte Schulter tief
Rechter Arm gestreckt
Finger nach unten
Handgelenk gebeugt

Rechte Schulter verspannt
Ellenbogen leicht gebeugt

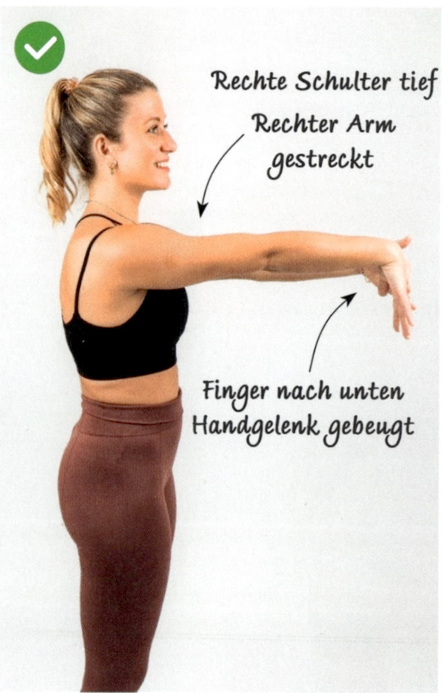

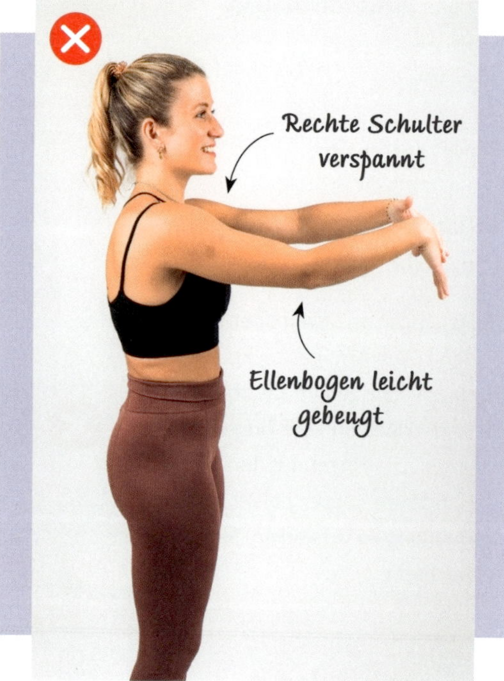

Vierfüßlerstand
Arme gestreckt
Finger zum Körper

Daumen außen

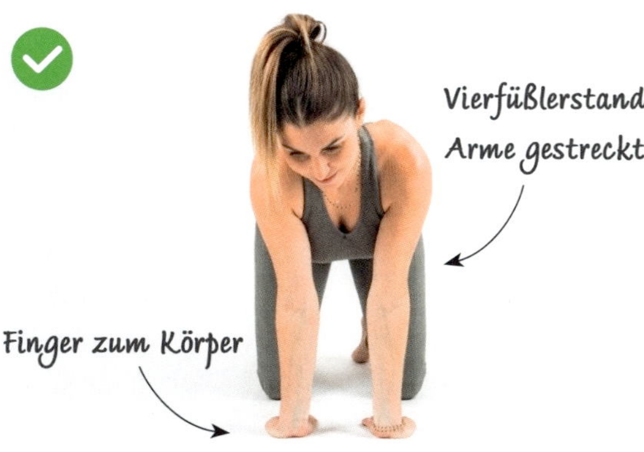

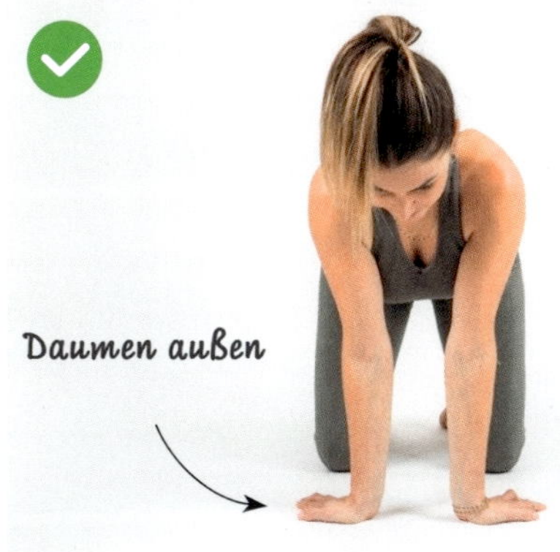

Übung 3: Dehnung der Unterarme

Gehen Sie in den Vierfüßlerstand. Die Hände stehen genau unter den Schultern. Die Handflächen liegen auf dem Boden. Im ersten Schritt zeigen die Finger zu Ihnen; die Daumen zeigen zunächst nach innen. Im zweiten Schritt drehen Sie Ihre Hände so, dass die Daumen nach außen zeigen. Zum Schluss stützen Sie sich auf Ihre Handrücken.

Handrücken
auf dem Boden
Finger zum
Körper

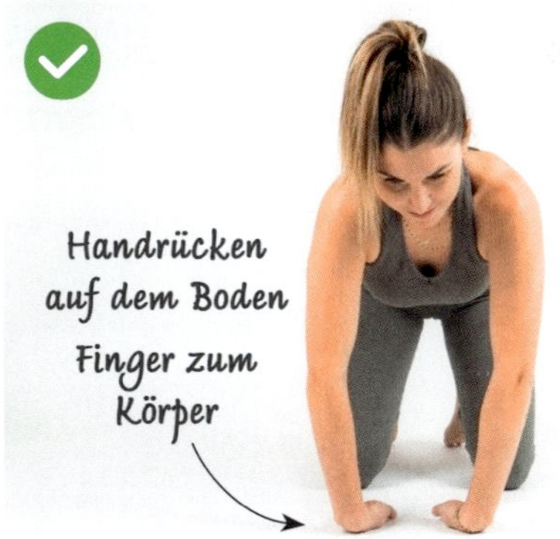

KRÄFTIGUNG

ÜBUNG 1: »Einschenken«

Nehmen Sie eine volle Wasserflasche in Ihre linke Hand. Drehen Sie die Hand aus dem Handgelenk abwechselnd nach innen und nach außen. Seite wechseln.

Flasche in der linken Hand
Abwechselnde Drehbewegungen
Ellenbogen leicht gebeugt
Linke Schulter entspannt

Ellenbogen durchgedrückt

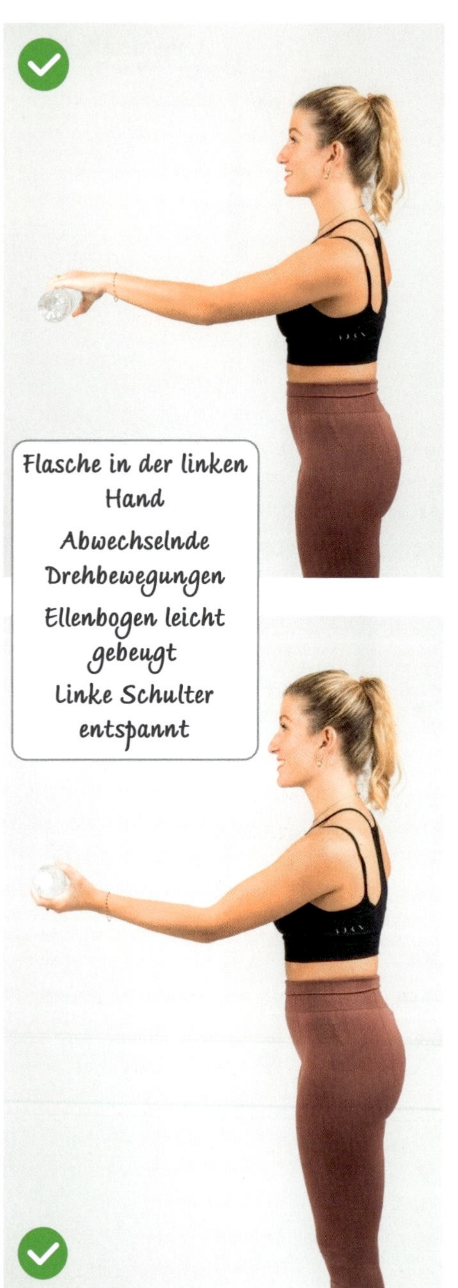

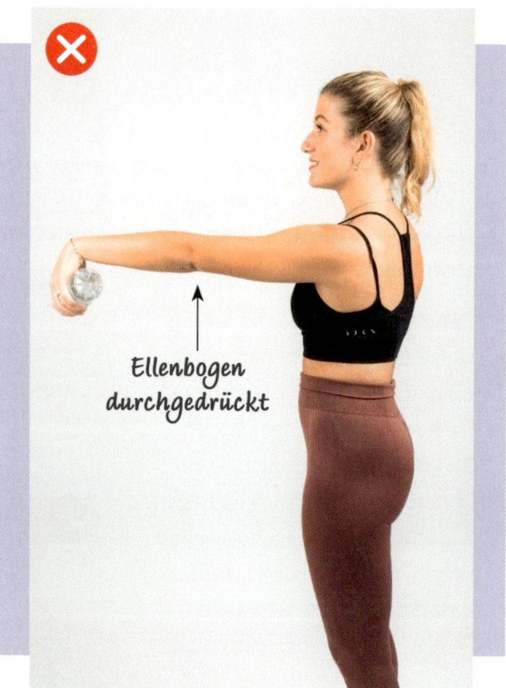

Übung 2: Stärkung der Unterarmstrecker

Sie brauchen für diese Übung eine Wasserflasche oder eventuell ein schwereres Gewicht (z. B. eine Hantel), sofern Sie die Übung schmerzfrei durchführen können.
Sie sitzen an der Stirnseite eines Tischs oder einer anderen Stütze. Legen Sie den rechten Arm so auf, dass Ihr Handgelenk und Ihre Hand in der Luft hängen. Der Ellenbogen ist leicht gebeugt, die Handfläche mit dem Gewicht zeigt nach unten. Heben Sie die rechte Hand, und legen Sie das Gewicht hinein. Senken Sie die Hand mit dem Gewicht langsam aus dem Handgelenk, und heben Sie sie wieder. Seite wechseln.

Rechte Schulter entspannt
Rechter Ellenbogen leicht gebeugt
Beugung des rechten Handgelenks

Streckung des rechten Handgelenks

Rechte Schulter verspannt

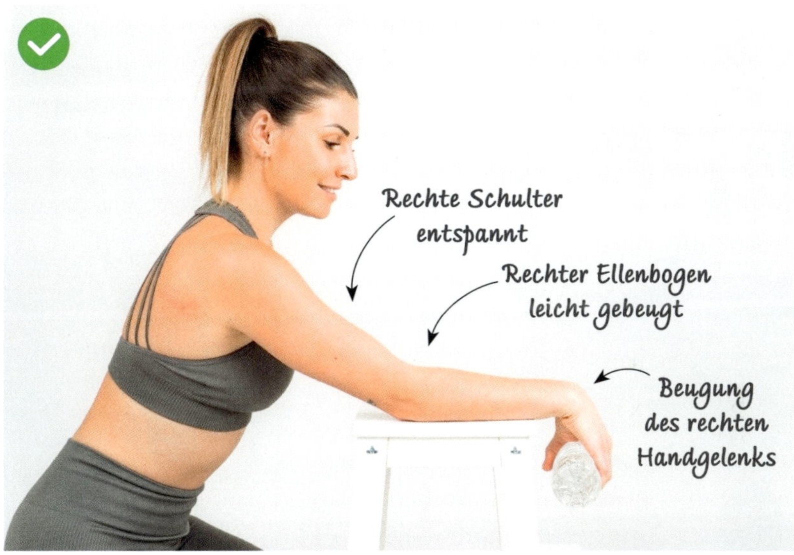

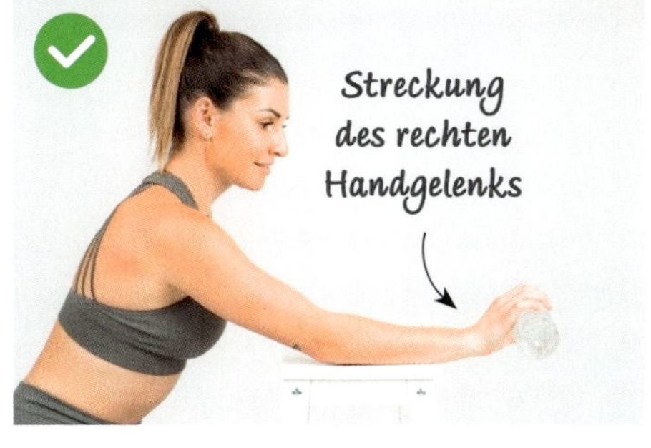

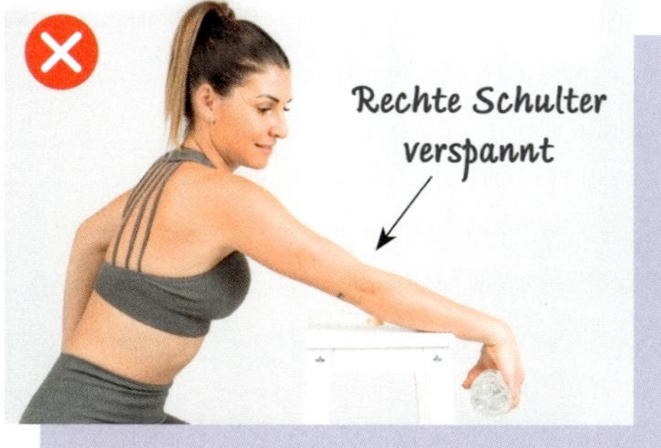

ÜBUNG 3: Stärkung der Unterarmbeuger

Sie stehen aufrecht. Legen Sie ein Trainingsband um die Finger einer Ihrer Hände und unter Ihren Fuß. Der Ellenbogen ist um 90 Grad gebeugt, die Handfläche zeigt nach oben. Nun die Hand aus dem Handgelenk heraus so weit wie möglich zum Körper ziehen und langsam wieder senken. Wiederholen Sie die Übung und achten Sie darauf, die Unterarme nicht zu bewegen.

Linkes Handgelenk nach oben abwinkeln
Stehend, Rücken gerade
Ellenbogen auf einer Linie mit der Schulter
Linker Ellenbogen 90°
Trainingsband zwischen dem linken Fuß und der linken Hand

Rücken rund
Ellenbogen nicht gerade unter der Schulter

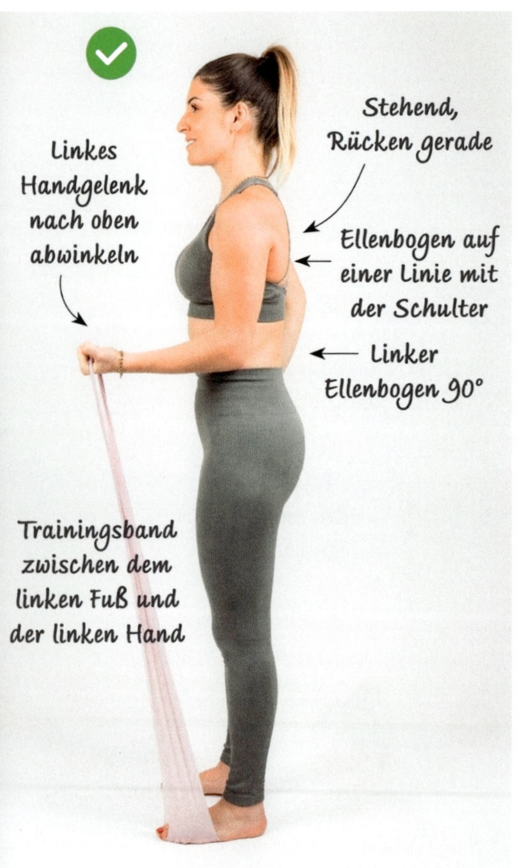

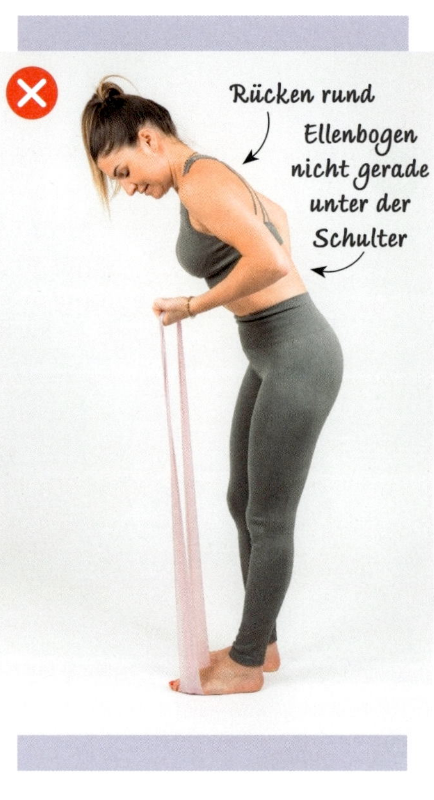

DER DAUMEN UND DIE FINGER

Das Gerüst der Hand besteht aus den Mittelhandknochen. In der Anatomie werden die Finger von MI bis M5 durchnummeriert, vom Daumen (erster Finger) bis zum kleinen Finger (fünfter Finger).
An jeden Mittelhandknochen schließen sich drei Fingerknochen (Phalangen) an, lediglich der Daumen enthält nur zwei Phalangen. Diese Mittelhandknochen sind im Inneren der Handfläche sehr fest mit den Handwurzelknochen verbunden. Der Daumen und die Finger können verschiedene Bewegungen ausführen, beispielsweise Beugung/Streckung sowie Adduktion/Abduktion (Finger aufeinander zu oder voneinander weg bewegen).

BEWEGLICHKEIT

ÜBUNG 1: Daumengruß

Berühren Sie mit der Spitze des Daumens nacheinander die Fingerspitzen in der Reihenfolge Zeigefinger, Mittelfinger, Ringfinger und dann den kleinen Finger. Wiederholen Sie die Übung.

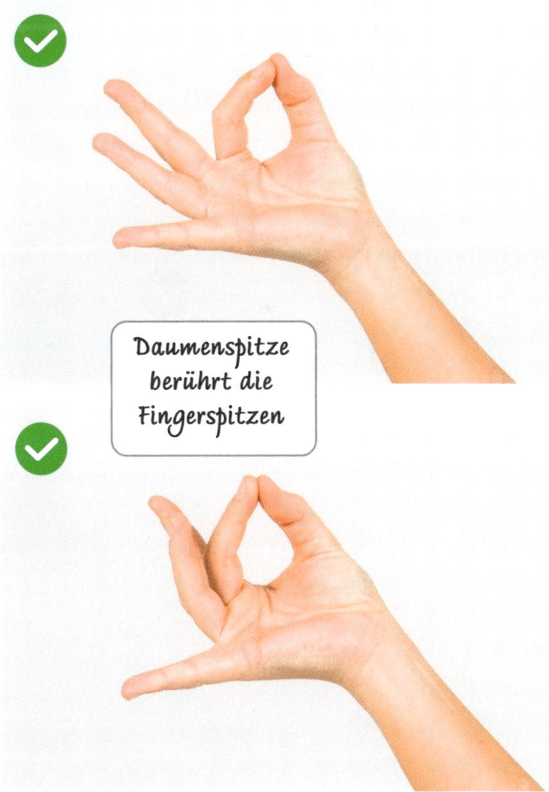

Übung 2: Spreizen/Schließen der Finger

Spreizen Sie Ihre Finger so weit wie möglich (ohne Hilfe der anderen Hand). Halten Sie die Position einige Sekunden, sobald Sie eine Spannung spüren. Dann die Finger schließen und die Hand einige Sekunden entspannen.

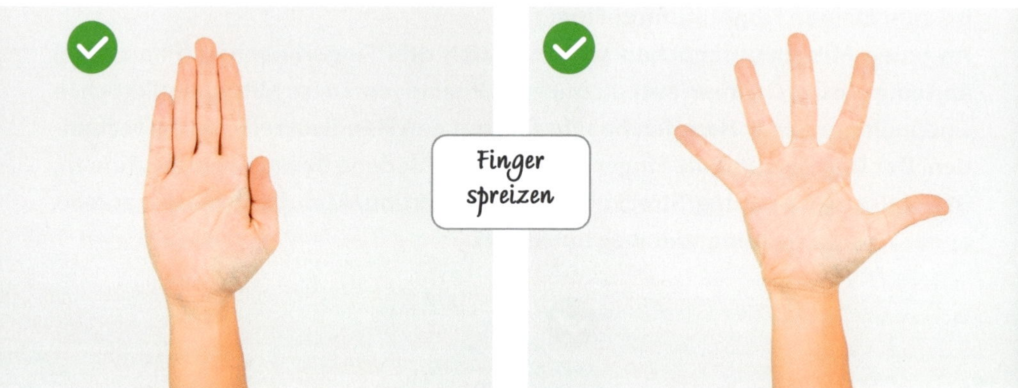

DEHNUNG

Übung 1: Fingerzug

Greifen Sie einen Finger zwischen Daumen und Zeigefinger der anderen Hand. Ohne auf den Nagel zu drücken, ziehen Sie behutsam am Finger, als wollten Sie ihn von der Hand trennen. Danach lassen Sie ihn langsam los. Wiederholen Sie das Ganze mit einem anderen Finger.

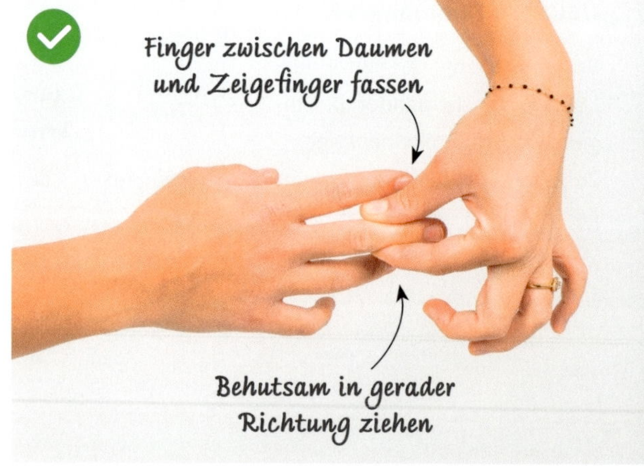

ÜBUNG 2: Dehnung der Beugemuskeln des Handgelenks und der Finger

Stützen Sie im Sitzen Ihren rechten Ellenbogen auf einem Tisch ab. Die Handfläche zeigt zur Decke. Dehnen Sie Ihre Finger, indem Sie sie mit der anderen Hand langsam zum Tisch hinabdrücken (Achtung: Sie sollten die Dehnung spüren, aber keinen Schmerz). Dann spannen Sie die Finger an, als wollten Sie sie beugen, bewegen sie aber nicht. Die freie Hand setzt ihnen Widerstand entgegen. Halten Sie die Position einige Sekunden lang und lassen Sie dann den Druck los, indem Sie die Hand, die gearbeitet hat, sanft strecken. Seite wechseln..

Handfläche nach oben
Finger zum Tisch hin dehnen
Rechter Ellenbogen auf dem Tisch

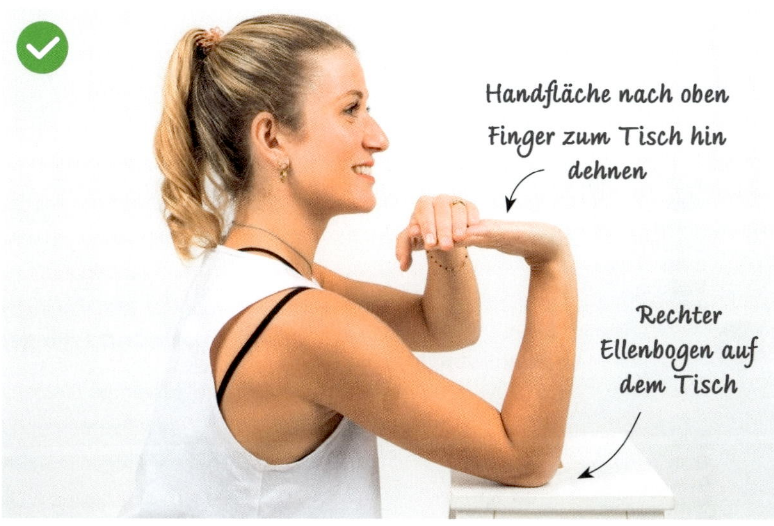

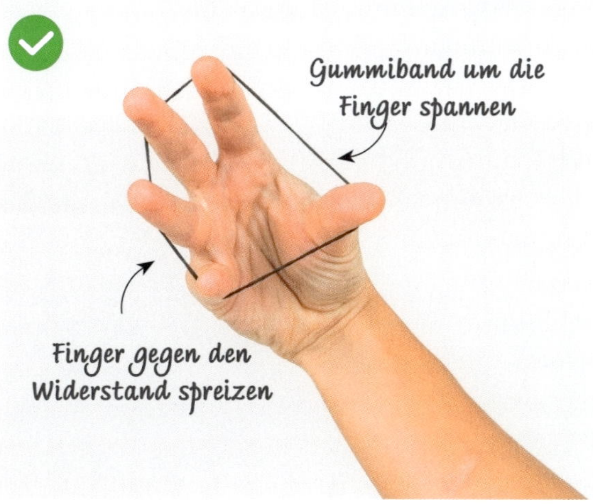

KRÄFTIGUNG

ÜBUNG 1: Spreizen der Finger

Legen Sie ein Gummiband relativ straff um Ihre fünf Finger. Versuchen Sie nun, die Finger gegen den Widerstand des Gummibands zu spreizen und langsam wieder zusammenzuführen.

ÜBUNG 2: Ball zusammenpressen

Greifen Sie mit den Fingern und dem Daumen einen Schaumstoffball oder ein kleines, zusammengefaltetes Gästehandtuch. Versuchen Sie, die Fingerspitzen fest in den Ball zu drücken. Der Ball sollte eine Größe haben, der Ihre Finger zum Arbeiten bringt.

Schaumstoffball in der Hand
Ball mit den Fingern fest zusammenpressen

Schaumstoffball in der Hand
Mit gestreckten Fingern drücken

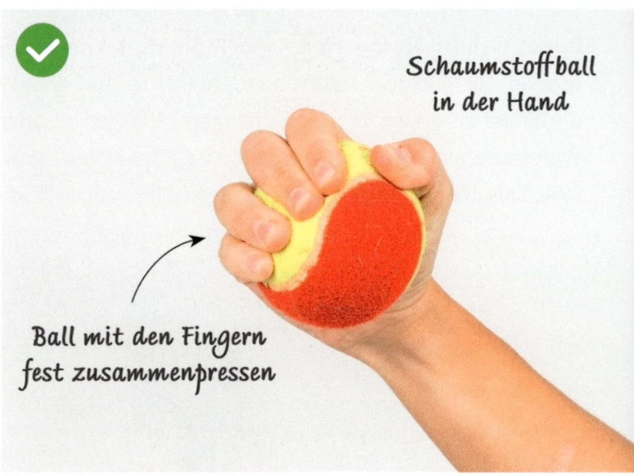

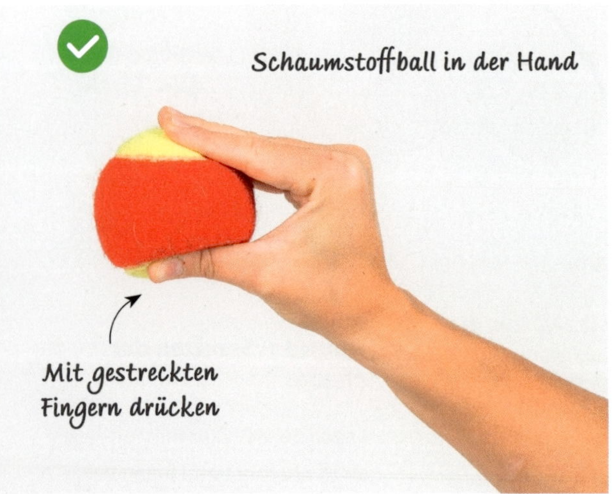

ÜBUNG 3: Fingerdruck

Klemmen Sie den Ball zwischen den Daumen und die gestreckten Finger. Drücken Sie den Ball fest zusammen. Diese Übung stärkt die Fingermuskulatur und -gelenke.

TYPISCHE BESCHWERDEN DER OBEREN GLIEDMASSEN

Karpaltunnelsyndrom

Als Karpaltunnelsyndrom bezeichnet man eine Kompression des Medianusnervs im Handgelenk.

Die Symptome

Zu den häufigsten Beschwerden gehören:

- Schmerzen und Kribbeln in Daumen, Zeige- und Mittelfinger
- fortschreitende Taubheit und Schweregefühl in der Hand
- im fortgeschrittenen Stadium Muskelschwäche in den Fingern und im Handgelenk
- Verlust der Sensibilität der Finger

Viele Menschen wachen durch die Beschwerden des Karpaltunnelsyndroms in der zweiten Nachthälfte auf. Die Symptome verschwinden anfangs, wenn sie die Hand einige Minuten lang schütteln. Mit der Zeit verstärken sich diese Beschwerden, und manchmal kommt ein Mangel an Kraft und Geschicklichkeit beim Aufwachen hinzu. Dann können die Symptome auch während des Tages stören, bis sie sich schließlich dauerhaft festsetzen.

Welche Übungen beim Karpaltunnelsyndrom?

Die folgenden Übungen verbessern die Flexibilität und Beweglichkeit des Handgelenks, indem sie auf die Muskel- und Gelenkspannungen, die den Medianusnerv komprimieren können, einwirken.
Die Übungen ersetzen keinesfalls die Beratung durch qualifizierte Spezialist*innen. Wenn die Schmerzen über einen längeren Zeitraum anhalten, sollten Sie sich zunächst ärztlich untersuchen lassen, um eine andere Verletzung oder Erkrankung auszuschließen.

Übung 1: Dehnung der Handgelenke

Sie stehen oder sitzen. Heben Sie den gestreckten linken Arm an, die Handfläche zeigt nach oben. Senken Sie die Finger der linken Hand. Sie können die rechte Hand einsetzen, um die Finger weiter abwärts zu biegen und die Dehnung zu verstärken. Seite wechseln.

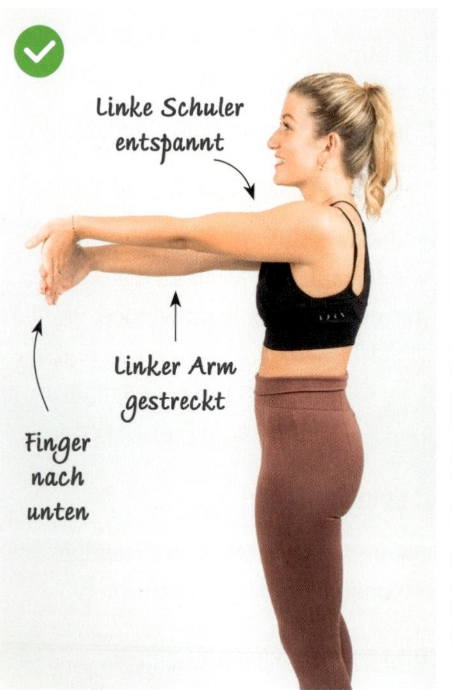

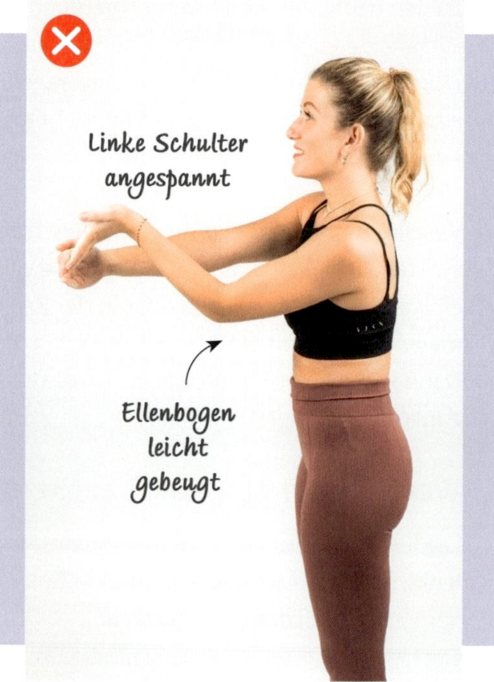

ÜBUNG 2: Dehnung der Handgelenke

Sie sitzen an einem Tisch. Die Ellenbogen sind aufgestützt, die Handflächen liegen aufeinander. Senken Sie Ihre Hände nun nach unten, möglichst bis Ihre Unterarme und Handgelenke den Tisch berühren. Halten Sie diese Position einige Sekunden lang und wiederholen Sie die Übung mehrmals.

Hände senkrecht
Handflächen berühren sich
Ellenbogen auf dem Tisch

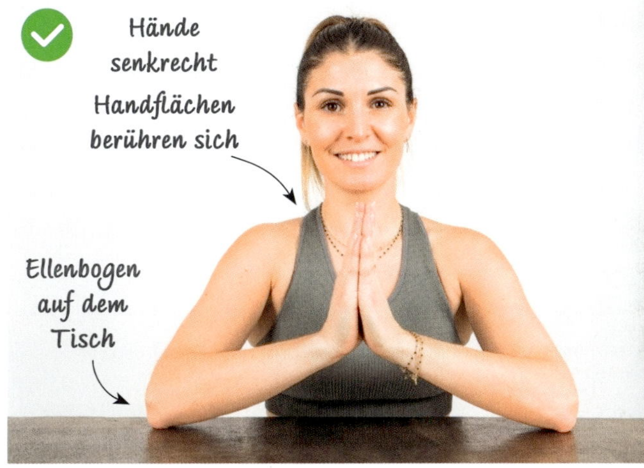

Extra

Legen Sie einige Sekunden Pause ein, in denen Sie die Hände bewegen und ausschütteln, um eventuelle Taubheitsgefühle zu vertreiben.

Hände senken
Unterarme und Handgelenke auf dem Tisch

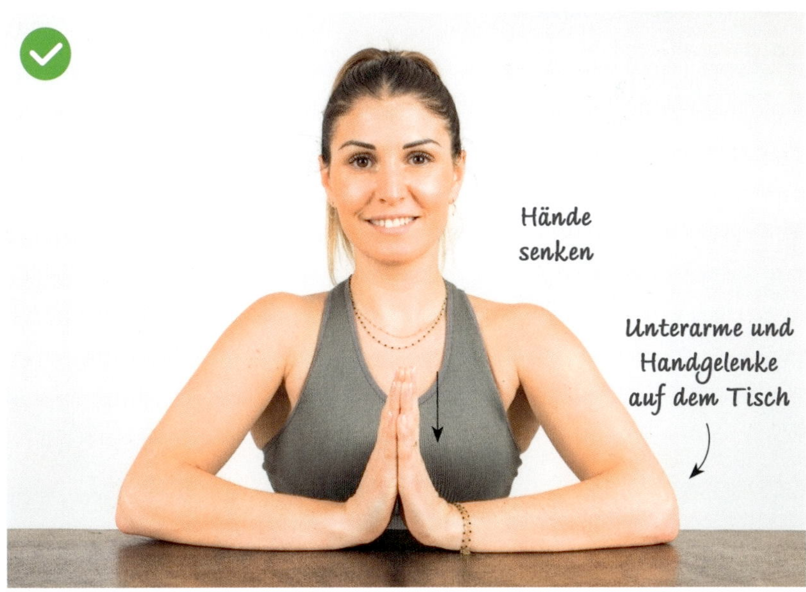

ÜBUNG 3: Faust schließen und öffnen

Stellen Sie Ihre offene Hand mit ausgestreckten Fingern senkrecht auf. Dann beugen Sie die Finger zu einem Haken und versuchen, die Fingerspitzen auf die Handfläche zu legen. Beugen Sie die Finger noch weiter, bis Sie mit dem Daumen darüber eine Faust bilden. Die Faust einige Sekunden lang halten, dann lösen. Sie können die Übung mehrmals wiederholen und darauf achten, die einzelnen Schritte wirklich separat auszuführen.

Recht Hand
senkrecht
Finger gestreckt

Finger
hakenförmig
krümmen
Fingerkuppen
berühren die
Handfläche

Faust schließen
Daumen liegt auf
den Fingern
Faust fest ballen

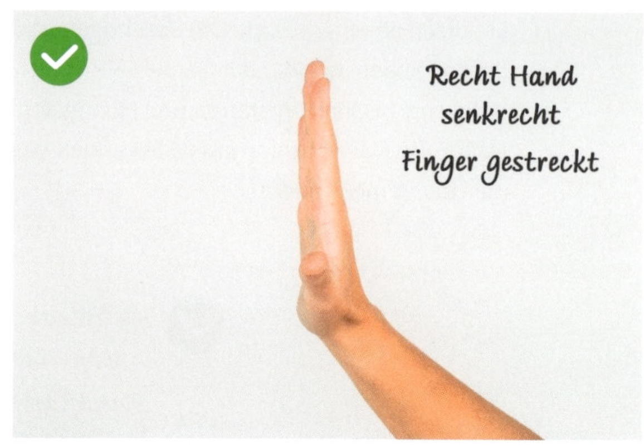

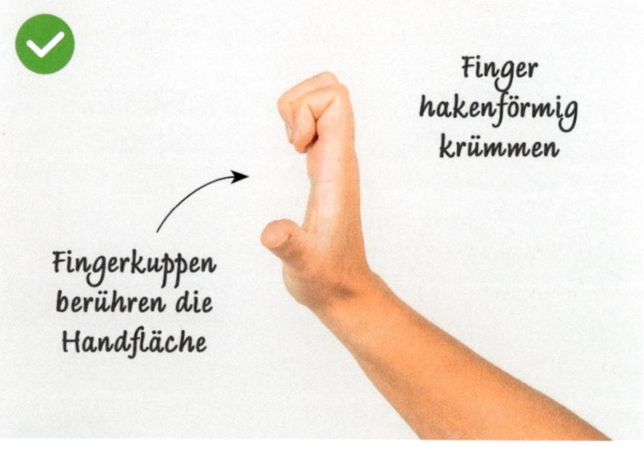

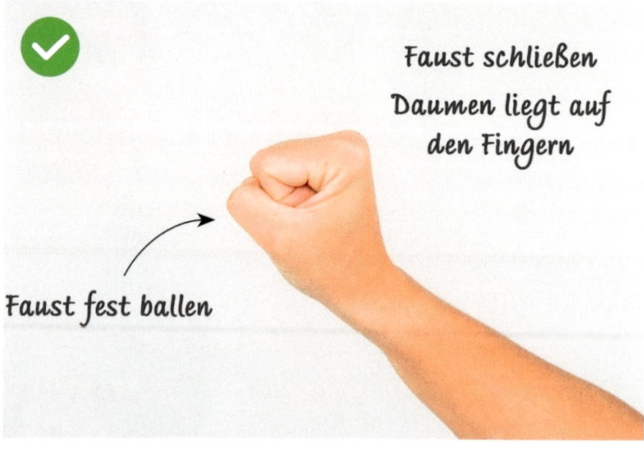

Übung 4: Mobilisierung des Medianusnervs

Sie sitzen oder stehen, die Schultern sind entspannt (gesenkt). Nun eine Hand heben und die Finger nach hinten drehen, bis Sie die Spannung im Oberarm wahrnehmen.
Strecken Sie den Arm zur Seite. Führen Sie eine Drehbewegung des Unterarms aus, bis die Finger zum Boden zeigen. Um die Spannung zu erhöhen, können Sie die Hand an eine Wand pressen. Wechseln Sie mehrmals zwischen Position 1 und Position 2 ab. Seite wechseln.

Kopf gerade
Ellenbogen gebeugt, Handgelenk gestreckt
Kopf vom gestreckten Arm weg neigen
Arm gestreckt
Handgelenk gestreckt
Finger nach unten

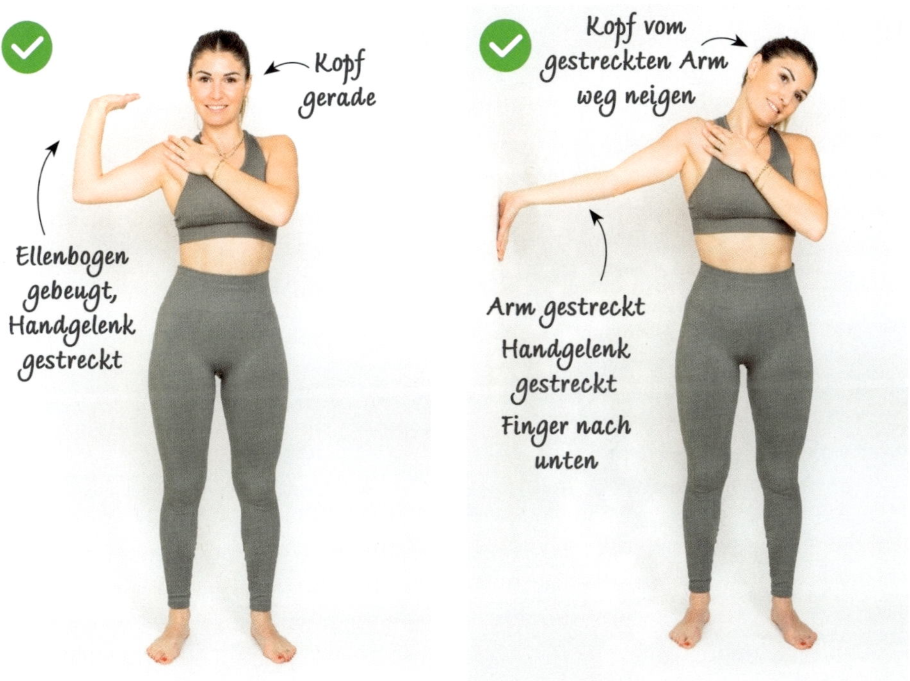

SCHMERZEN

IM RÜCKEN

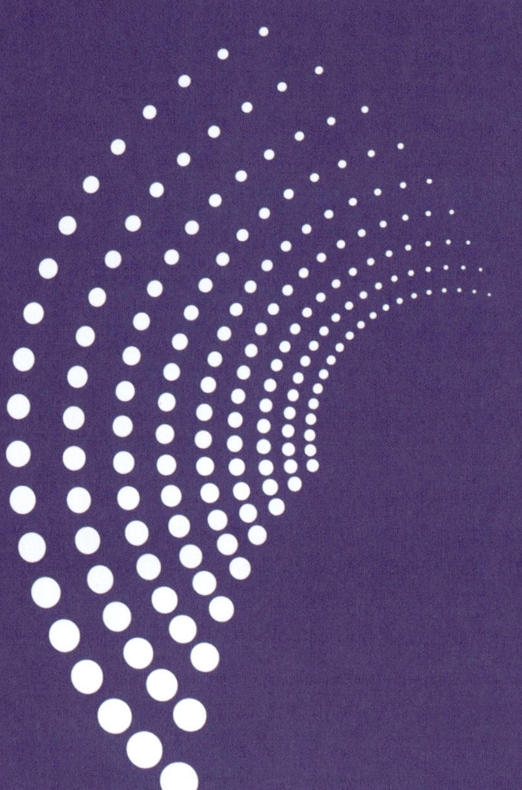

DIE LENDENWIRBELSÄULE

Schmerzen in der Lendenwirbelsäule

Schmerzen im unteren Rückenbereich, auch Lumbalgie genannt, sind einer der Hauptgründe, warum Patient*innen unsere Praxis aufsuchen. Fehlhaltungen, Stress, zu schweres Heben oder Bewegungsmangel sind Faktoren, die unseren Rücken belasten.

75 bis 80 Prozent der Menschen sind mindestens einmal in ihrem Leben von diesen Schmerzen betroffen. Glücklicherweise gibt es einfache und schnelle Methoden, um sie zu lindern. Einige davon stellen wir im folgenden Kapitel vor.

Die Lendenwirbelsäule besteht aus fünf übereinander liegenden Wirbeln. Sie ist oben mit der Brustwirbelsäule und unten mit dem Kreuzbein verbunden. Die Muskeln in der Umgebung der Lendenwirbelsäule haben mehrere Funktionen: Sie schützen Wirbel und Bandscheiben, stützen sie und sorgen dafür, dass sie beweglich bleiben. Zwei Arten von Muskeln sind für die Lendenwirbelsäule besonders wichtig: vorne die Bauchmuskeln und hinten die unteren Rückenstrecker.

BEWEGLICHKEIT

ÜBUNG 1: Beweglichkeit der Lendenwirbelsäule bei Beugung/Streckung »Katzenbuckel«

Gehen Sie in den Vierfüßlerstand – die Hände unter den Schultern und die Knie unter den Hüften. Achten Sie darauf, dass Ihr Rücken gerade ist und Ihr Kopf eine Linie mit Ihrem Hals bildet. Drücken Sie beim Einatmen (Bild oben) den Rücken vom Scheitelpunkt des Kopfes bis zur Spitze des Steißbeins durch. Der Blick geht nach oben. Das Steißbein heben und das Gesäß nach hinten schieben. Dadurch wölbt sich die Wirbelsäule, ohne jedoch den Nacken zu belasten. Ziehen Sie die Schultern nach hinten, weg von den Ohren.

Beim Ausatmen (Bild unten) den Rücken runden, indem Sie den Kopf zwischen die Arme senken, um die Schulterblätter zu öffnen. Spannen Sie die Gesäßmuskeln an, ziehen Sie den Bauch ein und runden Sie die Wirbelsäule, indem Sie die Hände fest in den Boden drücken. Der Blick geht zum Bauchnabel. Sie können beim Ausatmen Ihre Bauchmuskeln anspannen. Ziehen Sie die Schulterblätter auseinander, um die Dehnung der unteren Wirbelsäule zu spüren.

Hände unter den Schultern
Hüften über den Knien
Kopf gehoben
Blick nach vorn
Schultern hinten
Nacken überstreckt
Hände vor den Schultern
Knie zu weit hinten
Schulterblätter auseinander ziehen
Bauch einziehen
Kinn zur Brust
Hände vor dem Schultern
Ellenbogen angewinkelt
Bauch nicht eingezogen

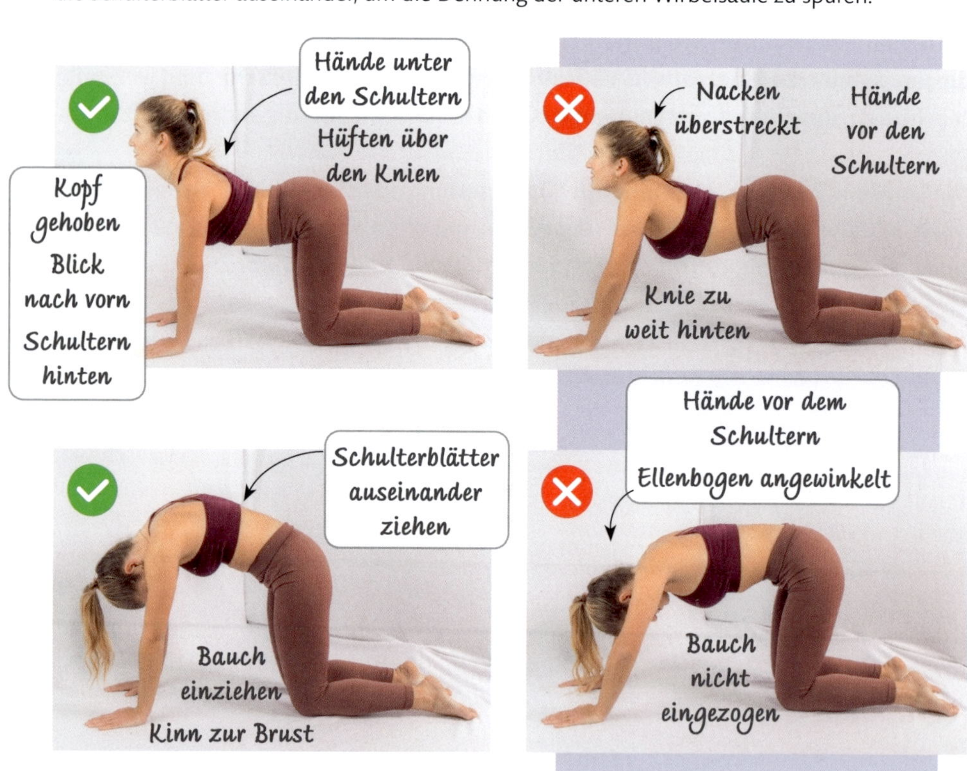

ÜBUNG 2: Rumpfbeuge vorwärts

Sie stehen aufrecht, die Füße hüftbreit auseinander, die Knie sind leicht gebeugt oder gestreckt, je nachdem, wie beweglich Sie sind.

Rollen Sie den Oberkörper ganz langsam nach vorne, zuerst den Kopf, dann die Schultern, den oberen Rücken und zuletzt die Lendenwirbelsäule. Das Ziel ist, dass Sie mit den Fingern den Boden berühren, wichtiger ist aber, die Wirbelsäule nicht zu belasten. Diese Übung erzeugt eine Beugung der Lendenwirbelsäule, trägt aber zur Mobilisierung der ganzen Körperrückseite bei: Fußsohlen, Wirbelsäule bis hin zum Kopf und den Hamstrings.

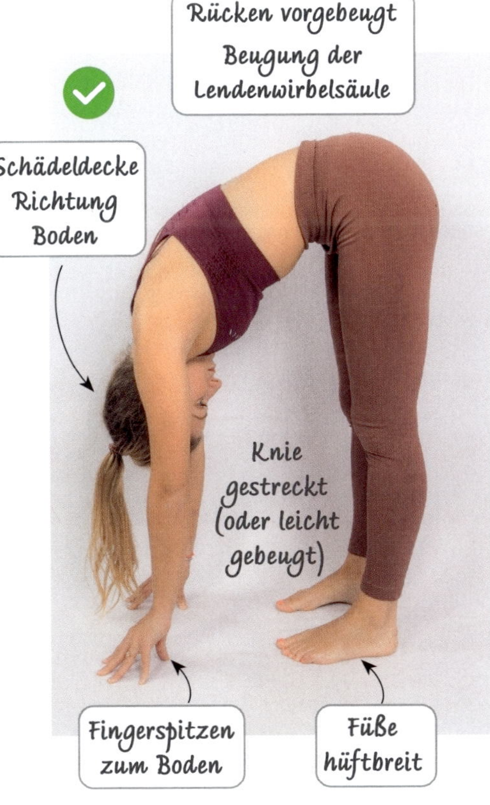

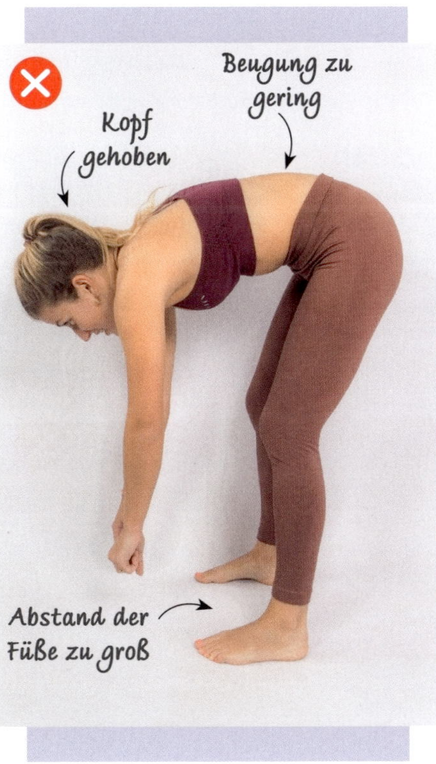

DEHNUNG

Übung 1: Dehnung der Lendenwirbelsäule

Sie liegen auf dem Rücken. Ziehen Sie Ihre Knie zur Brust und umfassen Sie sie mit den Händen. Die Wirbelsäule liegt flach auf der Matte, der Kopf und die Schultern sind entspannt. Atmen Sie gleichmäßig.

Variante bei Knieschmerzen: Umfassen Sie die Rückseite der Oberschenkel, um eine Überbeanspruchung der Knie zu vermeiden.

Kopf in einer Linie mit der Wirbelsäule
Füße zusammen, Knie gebeugt
Lendenwirbelsäule auf dem Boden
Schultern entspannt

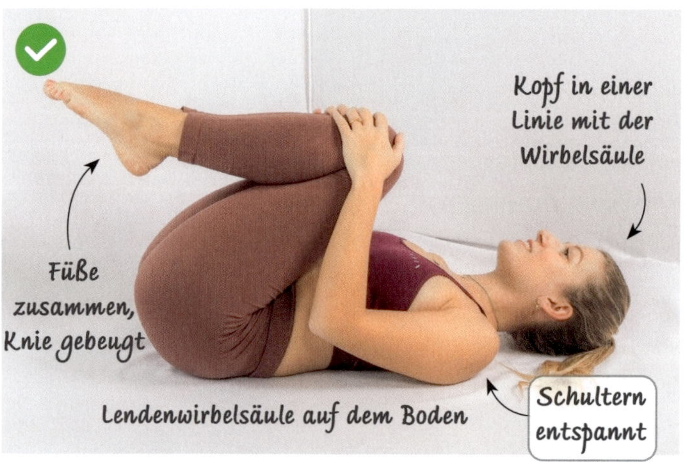

Tipp

Führen Sie die Übung auf festem Untergrund aus, nicht auf einer weichen Matte oder dem Bett.

Extra

Ziehen Sie bei der Übung den Bauch ein, um die Dehnung der Lendenwirbelsäule zu verstärken.

Kopf zu weit vorn
Gesäß angehoben
Schultern zu weit vorn

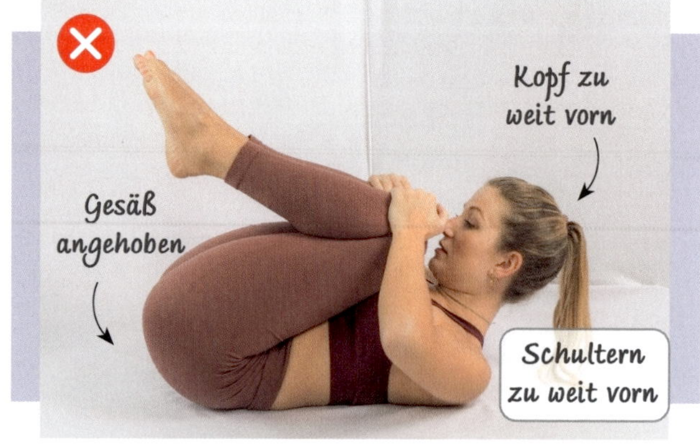

ÜBUNG 2: Die Kindshaltung

Gehen Sie in den Vierfüßlerstand, die Knie sind leicht geöffnet, die großen Zehen berühren sich. Senken Sie mit einem langen Ausatmen die Hüften zu den Fersen ab, während Sie den Oberkörper nach vorne beugen, um die Stirn auf den Boden zu legen. Legen Sie die Arme vor sich auf dem Boden, die Handflächen zeigen nach unten. Entspannen Sie den Rücken. Nehmen Sie sich mehrere Atemzüge Zeit, in der Position anzukommen. Beim Einatmen öffnen Sie den Brustkorb. Beim Ausatmen strecken Sie die Wirbelsäule und lösen alle Verspannungen in der Lendenmuskulatur. Das Gesäß liegt bequem auf den Fersen.

Tipp

Wenn es Ihnen schwerfällt, in dieser Haltung auf den Fersen zu sitzen, sollten Sie eine dicke, gefaltete Decke zwischen Ihre Oberschenkel und Waden legen. Dadurch belasten Sie die Knie weniger. Wenn Sie unter Schulterschmerzen leiden, können Sie auch die Arme auf beiden Seiten der Beine ablegen.

Becken ruht entspannt auf den Fersen

Schulterblätter nach unten gezogen

Kopf entspannt auf dem Boden

Arme gebeugt, nach vorn gestreckt

Hände auf dem Boden

Extra

Diese Haltung hilft auch, Stress und Anspannung zu lindern.

Becken zu hoch
Kopf zu hoch
Schultern angespannt
Ellenbogen angewinkelt

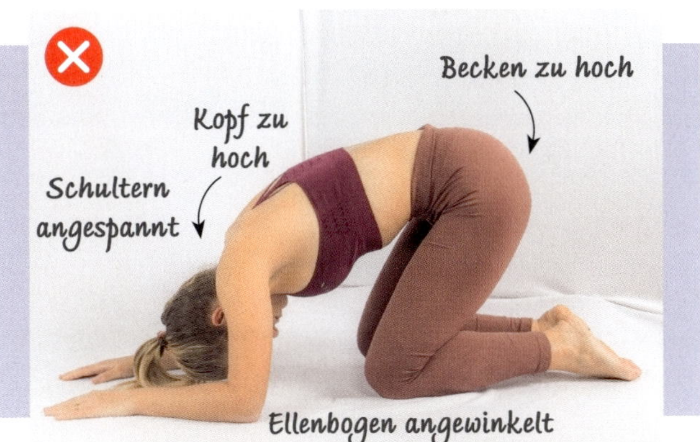

Übung 3: Drehung der Lendenwirbelsäule

Sie liegen auf dem Rücken, beispielsweise auf einer Matte. Die Arme sind zu beiden Seiten ausgestreckt, die Knie etwas angezogen, die Füße aufgestellt. Lassen Sie nun beide Knie nach links fallen. Beide Schultern bleiben am Boden, der Kopf ist gerade (Blick zur Decke). Um die Seite zu wechseln, kehren Sie langsam zur Mitte zurück, ohne ruckartige oder plötzliche Bewegungen. Setzen Sie die Bauchmuskulatur ein, um den Rücken zu entlasten.

Kopf in einer Linie mit der Wirbelsäule
Knie gebeugt Becken gekippt Schultern am Boden
Lendenwirbelsäule entspannt
Arme seitwärts ausgestreckt

Kopf nach links gedreht
Rechte Schulter angehoben
Lendenwirbelsäule angespannt

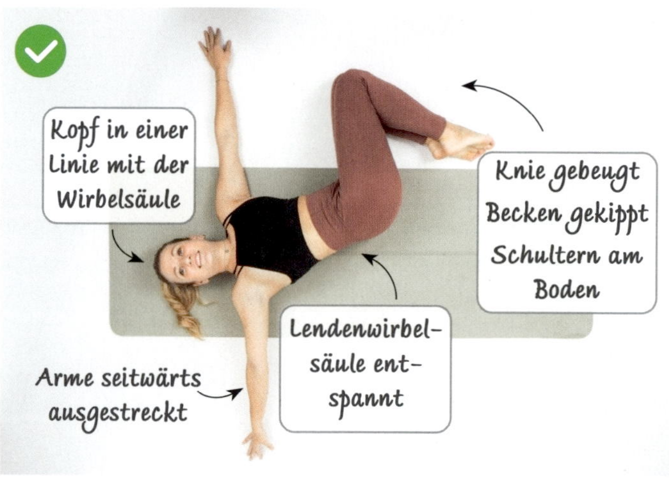

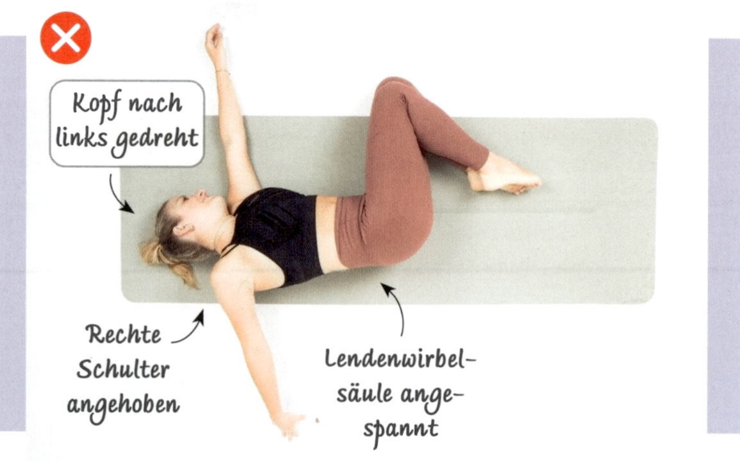

Blick geradeaus
Unterarme angewinkelt
Hände flach auf dem Boden

Kopf zu weit im Nacken
Ellenbogen hinter den Schultern
Verspannungen in der Halswirbelsäule

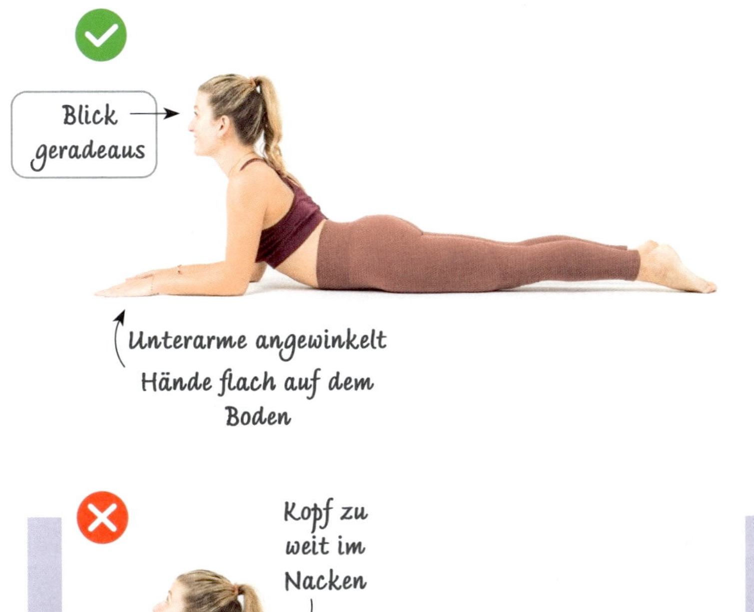

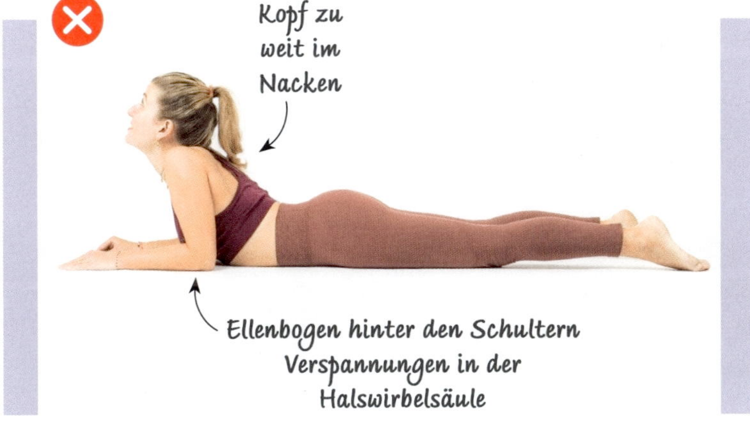

Übung 4: Die Sphinx

Legen Sie sich auf den Bauch und nehmen Sie sich Zeit, um die Wirbelsäule zu entspannen. Führen Sie die Arme über den Kopf, jede Hand umfasst den gegenüberliegenden Ellenbogen. Den Kopf heben und die Oberarme senkrecht unter die Schultern bringen. Die Hände lösen und in Längsrichtung vor den Körper legen. Der Blick geht geradeaus.
Das Becken sollte den Boden berühren. Die Dehnung sollte zum einen im unteren Rücken und zum anderen in den Bauchmuskeln spürbar sein. Mit dieser Übung wird auch der Psoas-Muskel gedehnt.

ÜBUNG 5: Dehnung des Psoas-Muskels

Der Psoas-Muskel ist ein paariger Muskel, der sich auf beiden Seiten der Lendenwirbel bis zum vorderen Teil des Oberschenkels auf Höhe des kleinen Trochanters des Oberschenkelknochens erstreckt. Der Musculus iliopsoas gehört zu den Muskeln, die den Beckengürtel bilden, und muss bei Schmerzen im unteren Rückenbereich unbedingt trainiert werden.

Nehmen Sie eine Haltung ein, bei der das linke Knie und der rechte Fuß auf dem Boden aufliegen. Das rechte Knie ist im Winkel von etwa 90 Grad gebeugt. Verlagern Sie Ihr Gewicht allmählich auf das vordere Bein, während Sie den Rumpf nach vorne schieben. Sie können ruhig einen Stuhl oder Hocker neben sich stellen, um sich festzuhalten. Alternativ stützen Sie sich auf das Knie Ihres vorderen Beins. Seite wechseln.

Extra

Für eine stärkere Dehnung können Sie, wenn Sie das rechte Knie beugen, mit der rechten Hand den rechten Fuß greifen. Auf diese Weise dehnen Sie zusätzlich den Quadrizeps.

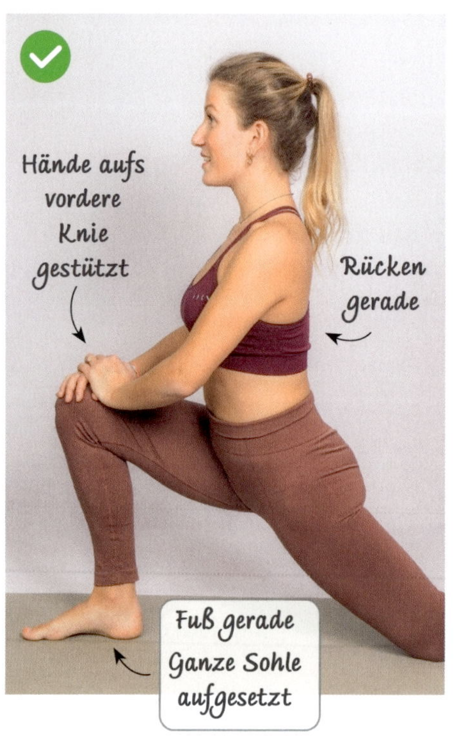

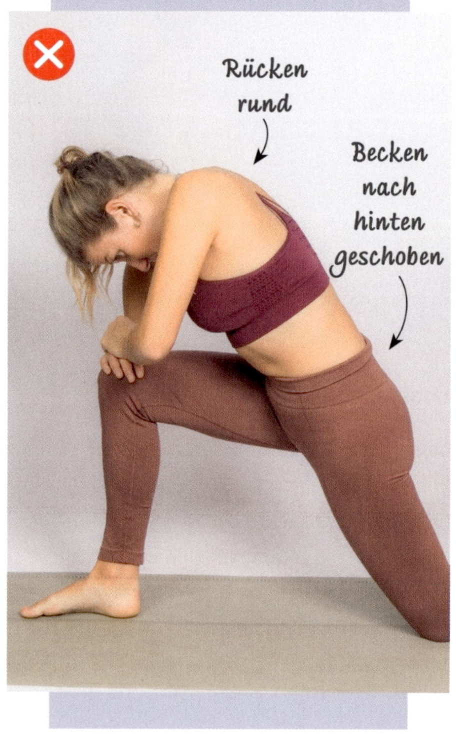

KRÄFTIGUNG

ÜBUNG 1: »Superman«

Die Rückenmuskeln befinden sich auf beiden Seiten der Wirbelsäule und sorgen für unsere aufrechte Körperhaltung. Diese Übung stärkt den Rücken und die Lendenwirbelsäule, trainiert aber auch die Bauchmuskeln.
Legen Sie sich auf den Bauch und strecken Sie die Arme nach vorn. Die Handflächen zeigen nach unten und die Beine sind gestreckt, die Fußspitzen sind auf dem Boden aufgesetzt. Arme und Beine sind schulterbreit bzw. hüftbreit auseinander. Der Blick ist auf den Boden gerichtet, damit keine Verspannungen in der Halswirbelsäule entstehen. Halten Sie den Kopf während der ganzen Übung in einer Linie mit der Wirbelsäule.
Aus dieser Ausgangsposition heben Sie gleichzeitig Arme und Beine in einem Winkel von etwa 20 Grad an. Konzentrieren Sie sich auf die Kontraktion der Muskeln im unteren Rücken, der Bauchmuskeln, der Oberschenkel und der Gesäßmuskeln.
Halten Sie die Position für eine oder mehrere Sekunden, bevor Sie in die Ausgangsposition zurückkehren. Führen Sie keine ruckartigen Bewegungen aus, um Verletzungen zu vermeiden. Falls Ihr Rücken schmerzt, verringern Sie den Öffnungswinkel der Extremitäten.
Wichtig! Auf keinen Fall das Atmen vergessen!

Kopf in einer Linie mit der Wirbelsäule
Blick zum Boden
Arme nach vorn, gestreckt oder leicht gebeugt
Handflächen zum Boden
Gliedmaßen 20° vom Boden heben
Kopf gehoben
Schultern angespannt
Knie gebeugt

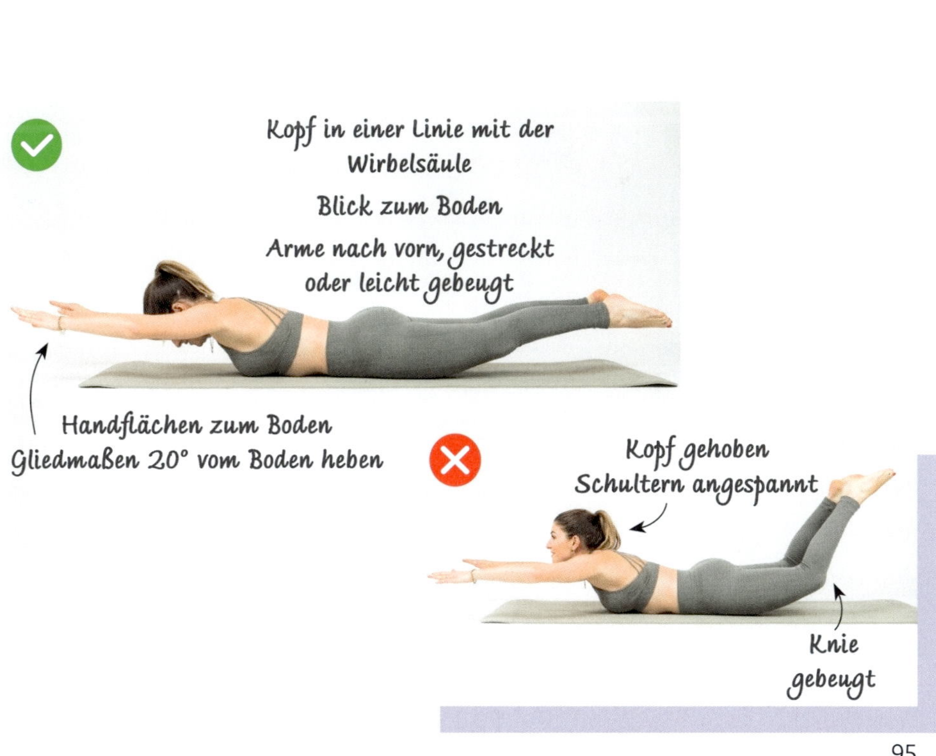

Übung 2: Streckung aus dem Vierfüßlerstand

Gehen Sie in den Vierfüßlerstand, der Blick ist auf den Boden gerichtet und der Kopf befindet sich in Verlängerung der Wirbelsäule. Strecken Sie gleichzeitig den rechten Arm nach vorne und das linke Bein nach hinten. Ziehen Sie die Wirbelsäule in die Länge. Spannen Sie während der gesamten Übung bewusst die Bauch- und Gesäßmuskeln an.
Arm und Bein sollten vollständig parallel zum Boden verlaufen und mit der Wirbelsäule eine Linie bilden. Seiten wechseln.

Rechter Arm und linkes Bein gehoben
Rechter Arm und linkes Bein parallel zum Boden
Rücken fest
Vierfüßlerstand
Blick zum Boden
Linker Arm gestreckt und angespannt
Bauch angespannt

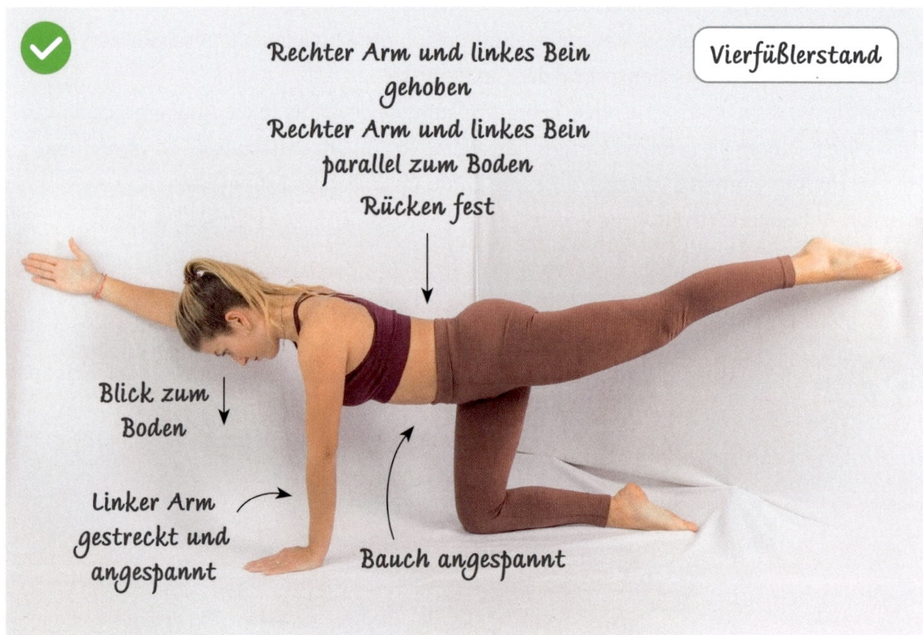

Kopf/Becken/Füße auf einer Linie
Becken heben
Rumpf gerade
Bauch anspannen
Linke Hand auf der Hüfte
Normal atmen!
Ellenbogen unter der Schulter
Füße aufeinander

Kopf/Becken/Füße nicht auf einer Linie
Rücken krumm
Bauch nicht angespannt
Kopf seitlich gekippt
Becken zu tief

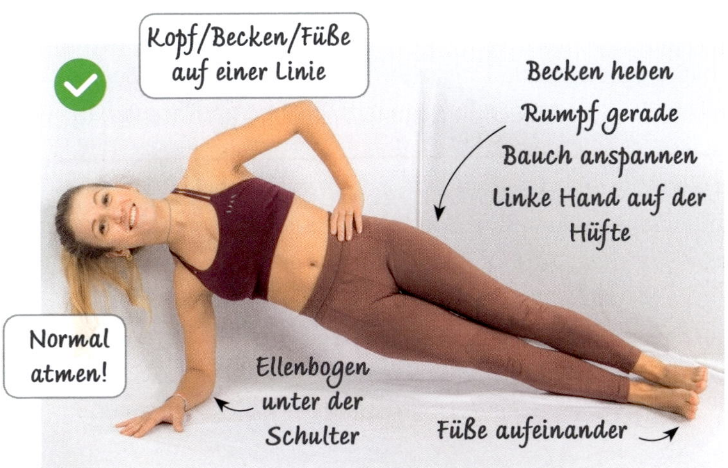

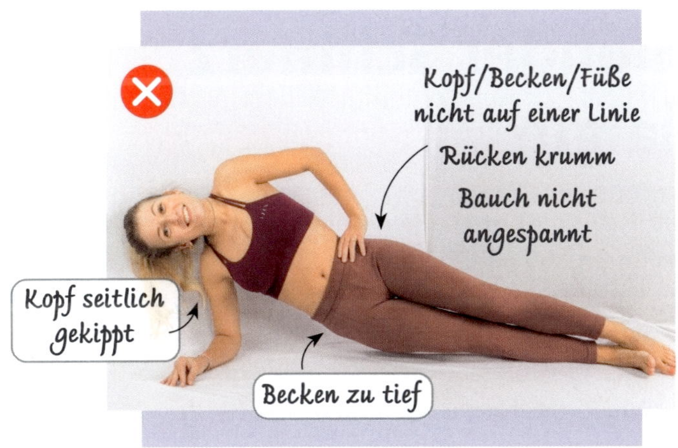

Extra

Wer sich stärker fordern will, kann sich mit der Hand statt mit dem Unterarm abstützen.

Noch schwieriger wird die Übung, wenn Sie das obere Bein in einem 45°-Winkel gestreckt anheben. Das bewirkt, dass nur das untere (linke) Bein den Körper trägt.

Übung 3: Seitstütz

Mit dieser Übung trainieren Sie die wichtigsten Muskeln im Lendenbereich.
Sie liegen auf der Seite. Heben Sie Ihr Becken ab und versuchen Sie, Kopf und Bauch in eine Linie zu bringen. Ihr Gewicht wird dabei mit einem Unterarm und einem Fuß abgestützt. Halten Sie diese Position, indem Sie die Bauchmuskeln anspannen, damit Ihr Körper immer gerade bleibt und Ihr Rücken nicht ins Hohlkreuz fällt. Spannen Sie das Gesäß und die Oberschenkel an, um den Oberkörper gerade zu halten. Der Kopf bildet eine Linie mit der Wirbelsäule und der Blick geht geradeaus, um Nackenverspannungen zu vermeiden. Ihr Gewicht sollte gleichmäßig zwischen Ihrem Unterarm und Ihrem Fuß verteilt sein.

Vorbeugung gegen Schmerzen im unteren Rücken

- Bewegen Sie sich: Vermeiden Sie sitzende Tätigkeiten, denn sie können die Beschwerden verschlimmern. Es ist wichtig, in Bewegung zu bleiben und langsam Ihr Aktivitätsniveau zu steigern.
- Stärken Sie bestimmte Bereiche Ihres Rückens gezielt: Führen Sie regelmäßig geeignete Übungen durch, denn die Muskeln sind die beste Stützvorrichtung für Ihren Rücken. Üben Sie regelmäßig einen auf Ihre Bedürfnisse abgestimmten Sport aus.
- Schaffen Sie sich eine gute Matratze und ein geeignetes Kopfkissen an, um gut zu schlafen. Achten Sie auf eine gute Haltung - bei der Arbeit, beim Autofahren oder bei den täglichen Aufgaben im Haushalt.
- Vermeiden Sie Übergewicht: Es führt zu einer Überlastung der Bandscheiben und des umliegenden Gewebes.

Ausstrahlender Schmerz Typ Ischialgie

»Der Ischias« (korrekt: Ischialgie) ist meist auf eine Reizung der Wurzeln des Ischiasnervs zurückzuführen und wird häufig von Rückenschmerzen begleitet. Der Schmerz kann in den unteren Rücken ausstrahlen und in das Gesäß, den Oberschenkel, das Bein und manchmal bis in den Fuß hinunterreichen. Er kann von Nervenstörungen wie Sensibilitätsstörungen mit Kribbeln (Parästhesie), Taubheitsgefühlen oder Kraftverlust begleitet sein. Diese Schmerzen werden oft durch eine starke Anstrengung wie das Tragen schwerer Lasten ausgelöst.

Ein bisschen Anatomie

Der Ischiasnerv sorgt für die Sensibilität und die Motorik eines Teils der unteren Gliedmaßen. Er entspringt in der Lendengegend und besitzt mehrere Nervenwurzeln. Zu diesen gehören die L5-Wurzel (die zwischen dem vierten und fünften Lendenwirbel austritt) und die S1-Wurzel (die zwischen dem fünften Lendenwirbel und dem Kreuzbein austritt).

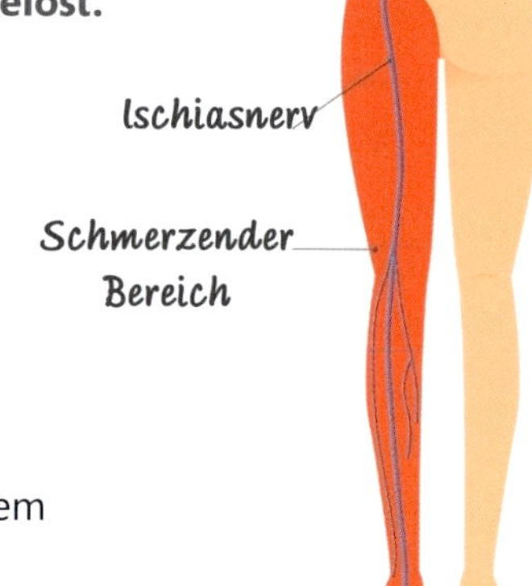

Übungen bei Ischiasschmerzen

Die hier gezeigten Übungen zielen darauf ab, die Muskeln im Rücken, im Becken und in den unteren Gliedmaßen zu entspannen, die für diese Schmerzen verantwortlich sein können. Sie helfen außerdem, Schmerzen des Ischiasnervs vorzubeugen und zu lindern.

Die Empfehlungen in diesem Buch können keinesfalls die ärztliche Beratung ersetzen. Wenn die Schmerzen über einen längeren Zeitraum anhalten, sollten Sie sich auf alle Fälle untersuchen lassen, um eine Erkrankung oder Verletzung auszuschließen.

Übung 1: Dehnung des Piriformis-Muskels

Diese Übung kann helfen, die Muskeln zu lockern, die zu einem Beckenschiefstand und einer Kompression des Ischiasnervs führen können.

Sie liegen auf dem Rücken. Das linke Knie beugen und den Fuß auf den Boden stellen. Legen Sie dann den Knöchel des rechten Fußes auf das linke Knie und fassen Sie mit beiden Händen den linken Oberschenkel. Ziehen Sie den linken Oberschenkel zu sich, bis Sie eine Dehnung in der rechten Gesäßhälfte spüren. Die Beine bilden einen rechten Winkel, Kopf und Schultern bleiben am Boden. Seite wechseln.

Rechtes Bein rechtwinklig zum linken
Rechtes Knie seitlich abgespreizt
Rücken liegt auf
Kopf und Schultern entspannt auf dem Boden
Becken fest am Boden

Rechtes Knie zu nahe am Körper
Lendenwirbelsäule angespannt
Schultern angehoben
Rechte Gesäßhälfte angehoben

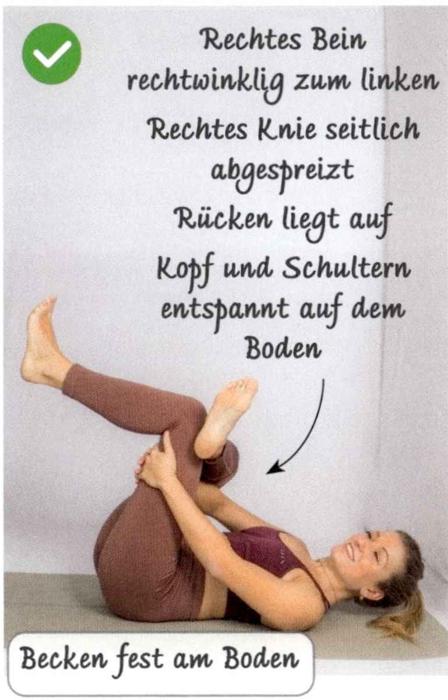

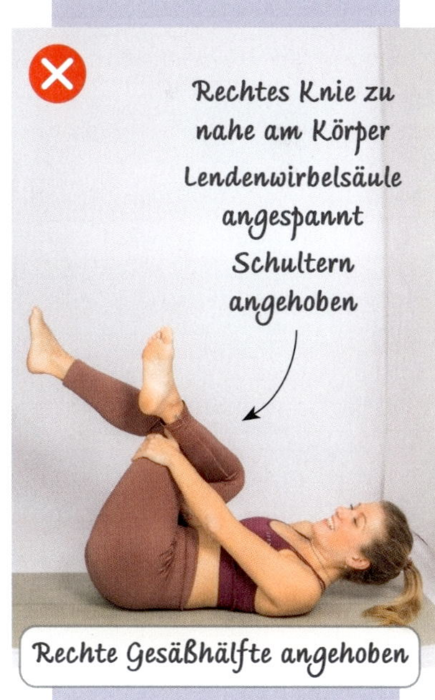

Übung 2: Dehnung der Hamstrings

Diese Übung dehnt die Hamstring-Muskeln, verbessert die Beinstreckung und verringert Muskelverspannungen, die die Beweglichkeit beeinträchtigen und das Auftreten von Knieschmerzen begünstigen können.

Sie stehen aufrecht, ein Fuß ruht auf einem Hocker, beide Füße zeigen in dieselbe Richtung. Neigen Sie den Oberkörper vor, um die Fußspitze zu greifen.

Halten Sie den Rücken möglichst gerade. Vermeiden Sie, ihn nach vorn zu krümmen.

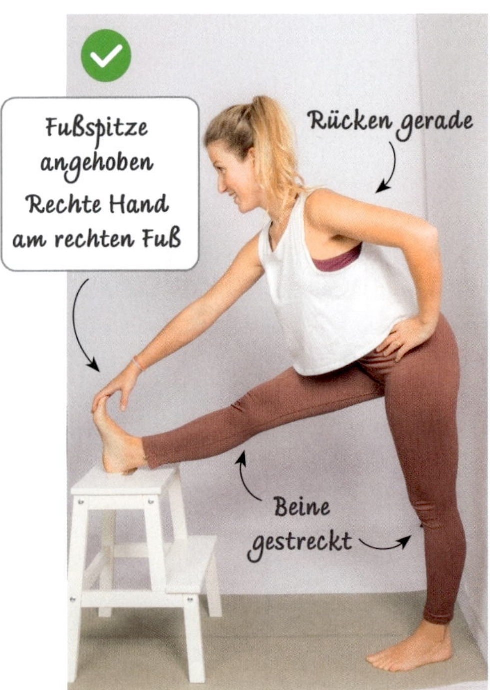

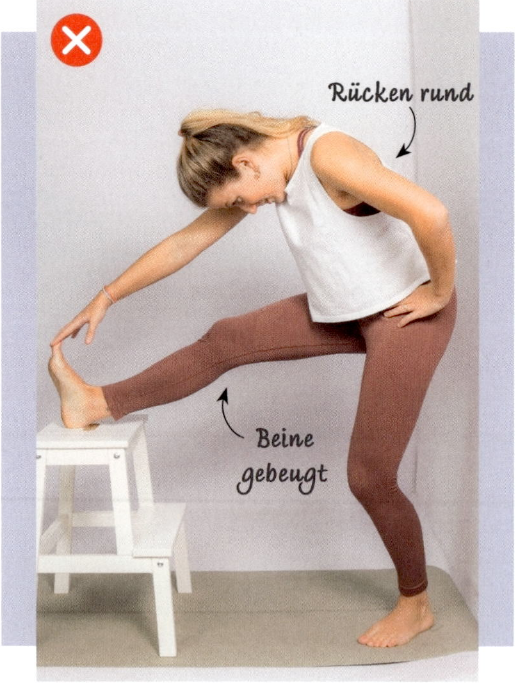

ÜBUNG 3: Entlastung des Ischiasnervs

Diese Übung bewegt den Ischiasnerv, um seine Reizung zu beruhigen und ihn von möglichem Druck zu befreien. Setzen Sie sich mit geradem Rücken auf einen Stuhl und strecken Sie das schmerzende Bein langsam aus, indem Sie es anheben und gleichzeitig den Kopf nach hinten kippen. Beugen Sie dann das Bein und neigen Sie den Kopf nach vorn.

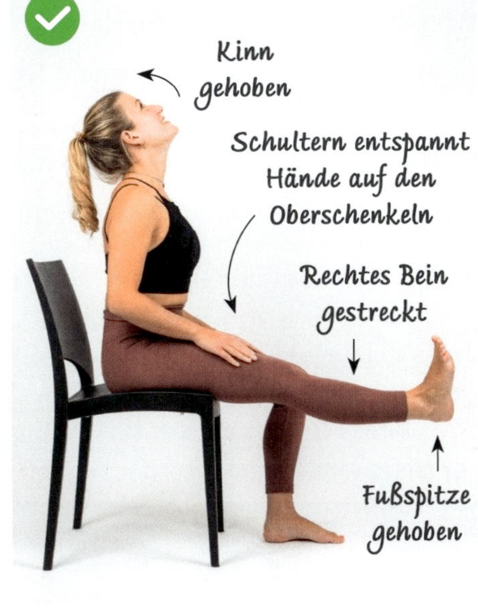

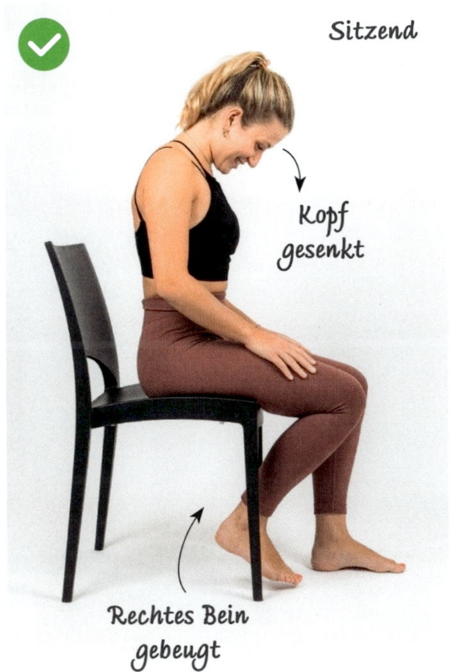

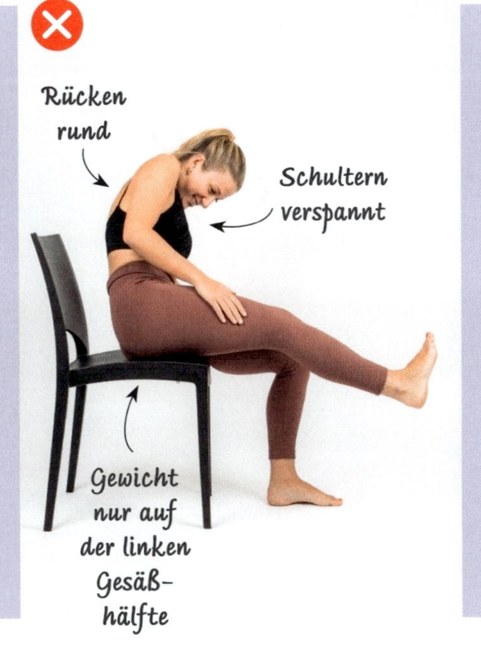

ÜBUNG 4: Selbstmassage mit einem Tennisball

Wenn Sie auf einem Ball liegen oder sitzen und die Schwerkraft Druck ausüben kann, wirkt der Tennisball auf die Triggerpunkte des Piriformis-Muskels.

Sie liegen auf dem Boden. Legen Sie einen Tennisball unter die schmerzende Stelle des Gesäßmuskels. Sie können auch ein Handtuch unter das Gesäß legen. Heben Sie das Bein auf der schmerzenden Seite an, sodass Ihr gegenüberliegendes Bein, Ihre Arme und Ihr Rücken Sie am Boden abstützen. Lassen Sie Ihren Gesäßmuskel langsam und gleichmäßig über den Tennisball gleiten.
Wenn Sie an bestimmten Stellen stärkere Schmerzen verspüren, pausieren Sie einige Sekunden und fahren dann fort, bis der Schmerz nachlässt.
Wenn der Schmerz sehr unangenehm ist, platzieren Sie den Ball so, dass kein direkter Druck mehr ausgeübt wird. Wenn der Schmerz anhält, beenden Sie die Übung.

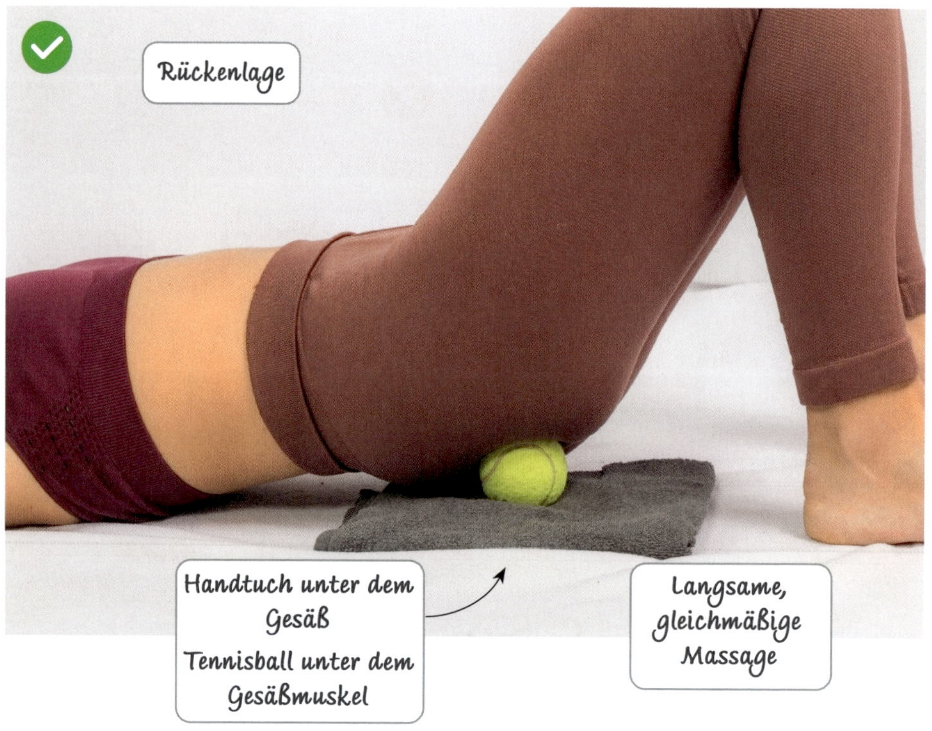

Ausstrahlender Schmerz Typ Cruralgie

Als Cruralgie bezeichnet man ein Leiden des Cruralnervs, das in der Regel auf eine Reizung einer seiner Wurzeln zurückzuführen ist. Sie wird häufig von Rückenschmerzen begleitet und kann in den unteren Rücken sowie in das Gesäß, die Vorderseite des Oberschenkels und manchmal bis in den Fuß ausstrahlen. Die Reizung kann von nervösen Störungen wie Empfindungsstörungen mit Kribbeln, Taubheitsgefühlen oder Kraftverlust begleitet sein. Diese Schmerzen werden oft durch eine starke Anstrengung wie das Tragen schwerer Lasten ausgelöst.

Ein bisschen Anatomie

Der Nervus cruris ist ein gemischter (motorischer und sensorischer) Nerv an der Vorderseite des Oberschenkels. Er besteht aus den Nerven L2, L3 und L4, die aus dem Rückenmark auf Höhe der Lendenwirbel entspringen. Er entspringt auf Höhe des Musculus psoas major und endet auf Höhe der Innenseite des Oberschenkels, wo er sich in etwa zehn Äste aufteilt.

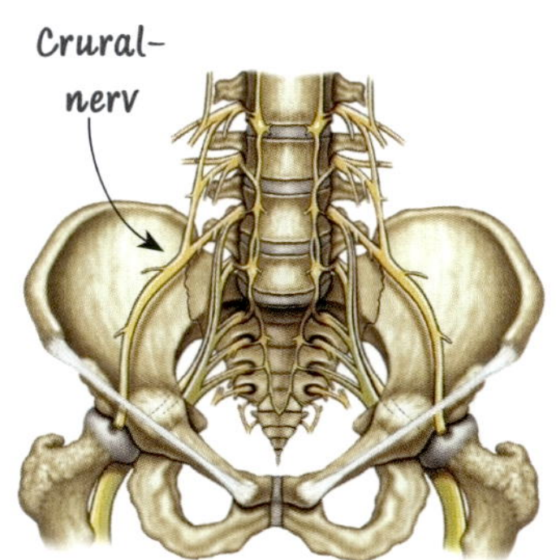

Welche Übungen bei Cruralgie?

Die folgenden Übungen zielen darauf ab, die Muskeln im Rücken, im Becken und in den unteren Gliedmaßen zu entspannen, die für solche Schmerzen verantwortlich sein können. Sie helfen außerdem, Schmerzen im Bereich des Nervus cruris vorzubeugen und sie zu lindern.
Die Übungen ersetzen keinesfalls die ärztliche Beratung. Wenn die Schmerzen über einen längeren Zeitraum anhalten, sollten Sie sich zunächst von einem Arzt untersuchen lassen, um eine Erkrankung oder Verletzung auszuschließen.

Übung 1: Dehnung des Psoas-Muskels

Wenn der Psoas verkrampft ist, kann er die Beweglichkeit im Bereich der Lendenwirbel und des Beckens einschränken. Insofern kann er bei einer Cruralgie eine Rolle spielen.

Nehmen Sie eine Haltung ein, bei der das linke Knie und der rechte Fuß auf dem Boden aufliegen. Das rechte Knie ist im Winkel von etwa 90 Grad gebeugt. Verlagern Sie Ihr Gewicht allmählich auf das vordere Bein, während Sie den Rumpf nach vorne schieben. Sie können ruhig einen Stuhl oder Hocker neben sich stellen, um sich festzuhalten. Alternativ stützen Sie sich auf das Knie Ihres vorderen Beins. Seite wechseln.

Extra

Für eine stärkere Dehnung können Sie, wenn Sie das rechte Knie beugen, mit der rechten Hand den rechten Fuß greifen. Auf diese Weise dehnen Sie zusätzlich den Quadrizeps.

Hände aufs vordere Knie gestützt
Rücken gerade
Fuß gerade und ganzflächig aufgesetzt

Rücken rund
Becken nach hinten geschoben

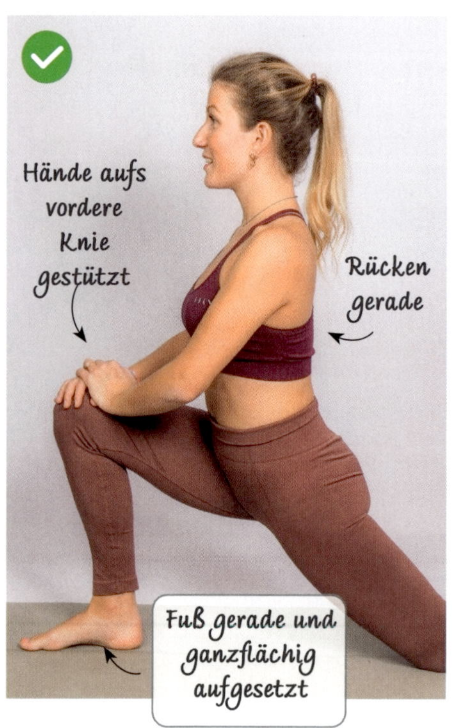

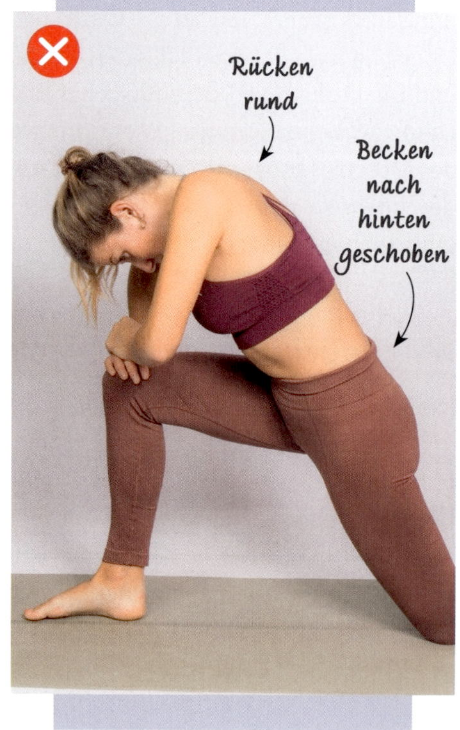

Rücken gerade
Hand umfasst den rechten Knöchel
Rechtes Knie gebeugt Knie auf gleicher Höhe
Füße hüftbreit auseinander
Rumpf vorgeneigt
Hand umfasst die Fußspitze
Knie versetzt

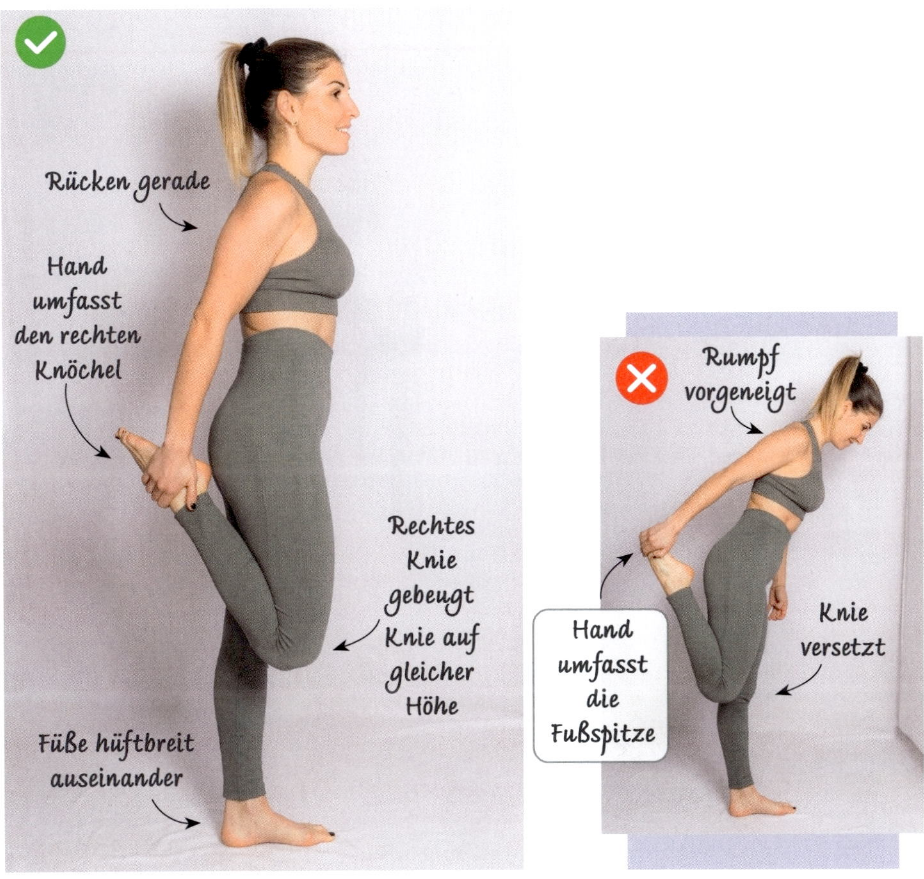

ÜBUNG 2: Dehnung des Quadrizeps

Sie stehen aufrecht mit geradem Rücken. Winkeln Sie das rechte Bein nach hinten an und umfassen Sie den Fußknöchel mit der rechten Hand. Halten Sie sich ruhig an einer Stütze fest, um nicht das Gleichgewicht zu verlieren.
Ziehen Sie mit dem Arm die Ferse zu Ihrem Gesäß heran, um den Oberschenkel zu dehnen. Führen Sie diese Bewegung langsam aus und achten Sie darauf, dass beide Oberschenkel parallel bleiben, und dass Sie den Oberkörper gerade und aufrecht halten.

ÜBUNG 3: Mobilisierung des Cruralnervs

Diese Übung dient dazu den Nerv zu mobilisieren.

Setzen Sie ein Bein wie zum Ausfallschritt nach vorn, der Abstand zwischen den Beinen beträgt etwa 70 cm. Sie können sich dabei ruhig mit de Hand an einer Wand abstützen. Legen Sie ein Kissen oder ein gefaltetes Handtuch unter das hintere Knie. Beugen Sie dann das Knie, und legen Sie die Fußspitze auf einen Stuhl, der hinter Ihnen steht. Ziehen Sie die Ferse an das Gesäß heran, bis Sie eine leichte Spannung in der Vorderseite des Oberschenkels spüren.

Richten Sie den Blick zur Decke. Danach senken Sie den Kopf, als ob Sie das Kinn auf die Brust legen wollten.

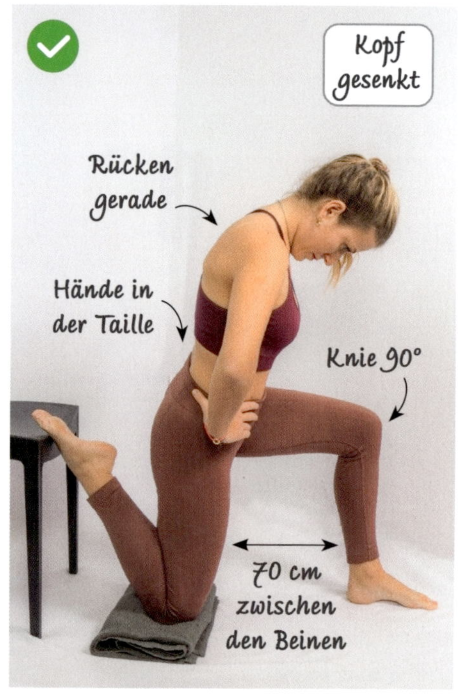

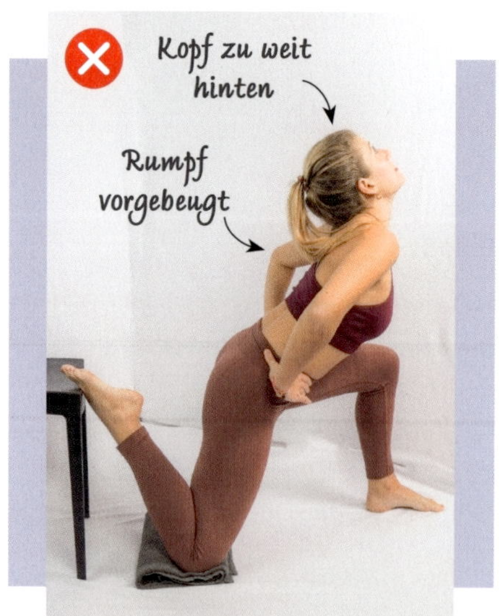

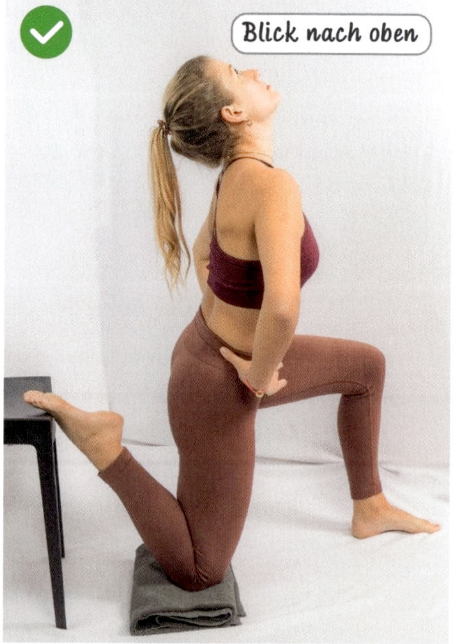

ÜBUNG 4: Entlastung des Cruralnervs

Wie bei der vorherigen Übung geht es auch hier darum, den Nervus cruris zu verschieben, um die Reizung zu lindern und eine eventuelle Druckbelastung zu verringern.
Sie liegen auf dem Bauch. Stützen Sie sich auf die Ellenbogen, die Unterarme sind parallel nach vorn gestreckt.
Kippen Sie den Kopf nach hinten, und beugen Sie gleichzeitig das betroffene Bein so weit wie möglich. Kehren Sie dann in die Ausgangsposition zurück, indem Sie gleichzeitig den Kopf senken und das Bein strecken.

Blick schräg nach oben
Schultern tief
Rechtes Knie gebeugt
Ellenbogen unter den Schultern

Blick nach unten
Rechtes Knie gestreckt

Lendenwirbelbereich angespannt
Hohlkreuz
Bein zu weit abgespreizt
Ellenbogen zu weit vorn

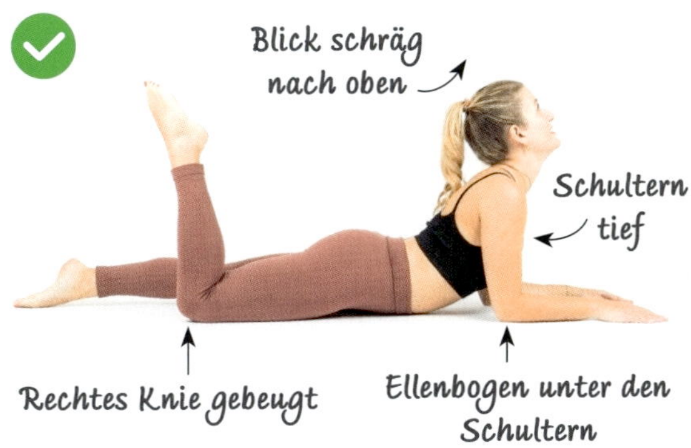

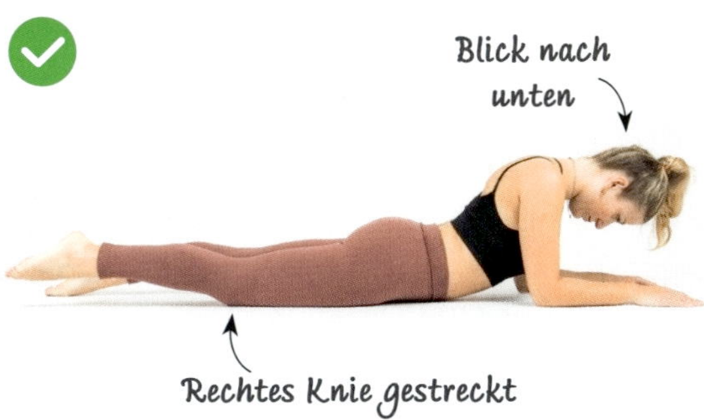

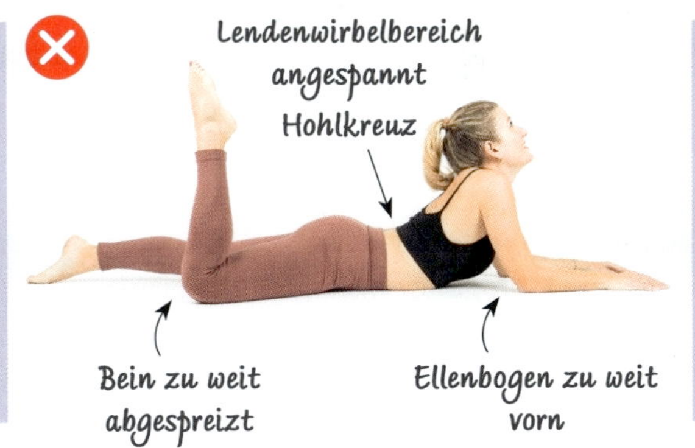

Vorbeugung gegen Cruralgie

- Vermeiden Sie schlechte Körperhaltungen und Bewegungen (z. B. das Heben schwerer Lasten, sich ständig wiederholende Bewegungen usw.).
- Achten Sie auf richtige Bewegungen beim Aufstehen am Morgen, beim Bücken, beim Autofahren usw.
- Vermeiden Sie sitzende Tätigkeiten, lange Bettruhe und völlige Bewegungslosigkeit.
- Wenn Sie ruhen, legen Sie Ihre Beine mit einem Kissen hoch (z. B. unter dem Knie), um die Schmerzen zu verringern.
- Wenn die Schmerzen erträglich sind und von ärztlicher Seite keine Einwände bestehen, üben Sie einen geeigneten Sport aus.
- Achten Sie auf eine gesunde Lebensweise (Schlaf, Ernährung, Flüssigkeitszufuhr usw.).

Schmerzen im Steißbein

Das Steißbein ist ein einzelner symmetrischer Knochen. Es ist das Endstück der Wirbelsäule und schließt an das Kreuzbein an. So klein das Steißbein ist: Es sollte nicht unterschätzt werden. Es wird durch das umliegende System aus Muskeln und Bändern stark beansprucht. Zudem ist es eine der Verankerungen des Beckenbodens.

Chronischer Schmerz in diesem untersten Bereich der Wirbelsäule wird auch »Coccygodynie« genannt. Er wird vor allem durch Sitzen über einen längeren Zeitraum verursacht, manchmal aber auch durch einen Wechsel der Sitzposition.
Schmerzen im Steißbeinbereich können mit Verdauungsstörungen und Schmerzen beim Stuhlgang einhergehen.
Die folgenden Übungen bekämpfen die Schmerzen und entspannen den gesamten Körper, insbesondere aber den Beckenbereich.

ÜBUNG 1: Dehnung des Piriformis

Sie liegen auf dem Rücken. Das linke Knie beugen und den Fuß auf den Boden stellen. Legen Sie dann den Knöchel des rechten Fußes auf das linke Knie und fassen Sie mit beiden Händen den linken Oberschenkel. Ziehen Sie den linken Oberschenkel zu sich, bis Sie eine Dehnung in der rechten Gesäßhälfte spüren. Die Beine bilden einen rechten Winkel, Kopf und Schultern bleiben am Boden. Seite wechseln.

Rechtes Bein rechtwinklig zum linken
Rechtes Knie abgespreizt
Schultern und Kopf entspannt am Boden
Becken fest am Boden

Rechtes Knie zu nahe am Körper
Lendenwirbelsäule angespannt
Schultern angehoben
Rechte Gesäßhälfte angehoben

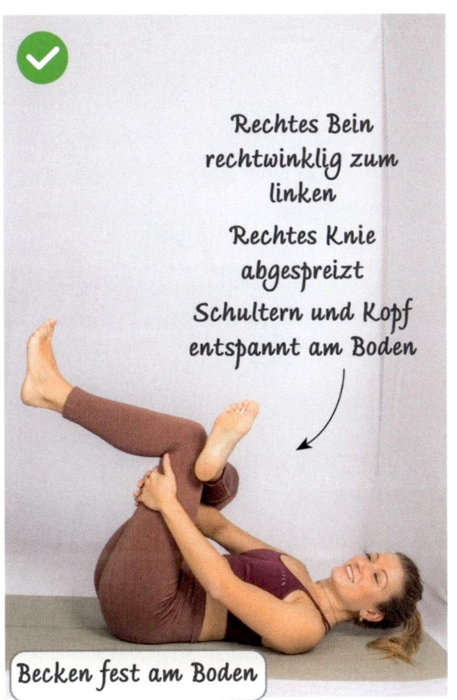

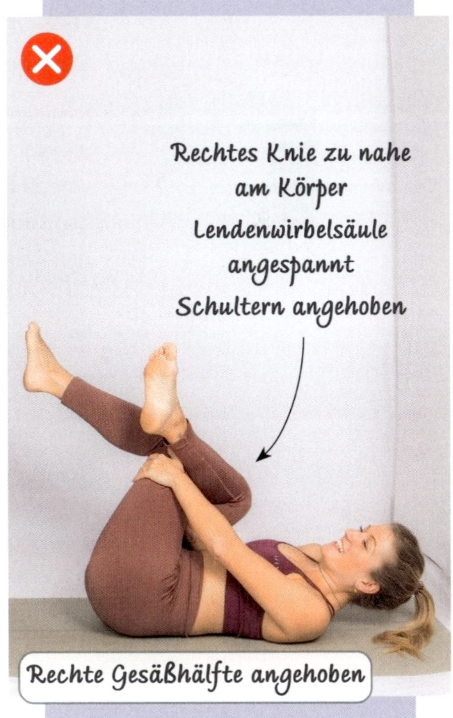

Übung 2: Beckenbodentraining

Sie liegen auf dem Rücken, die Beine sind gebeugt. Der Rücken ist entspannt, aber die Lendenwirbelsäule sollte Kontakt zum Boden haben. Um das zu erreichen, müssen Sie eventuell das Becken leicht nach hinten kippen. Die Position halten und beide Schließmuskeln (Darm und Harnröhre) fest anspannen, als müssten Sie zur Toilette gehen, hätten aber keine Möglichkeit dazu. Halten Sie die Position je nach Ihren Fähigkeiten 3–10 Sekunden lang. Danach 5 Minuten entspannen und die Übung wiederholen.

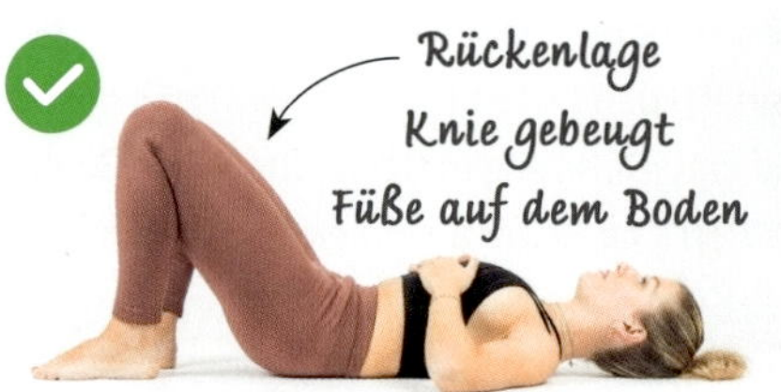

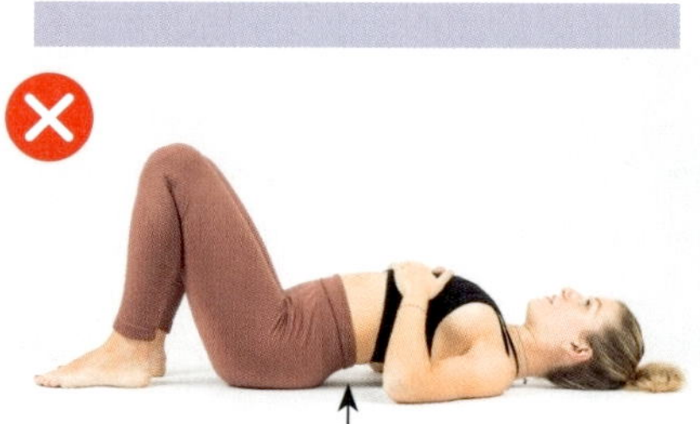

Extra

Versuchen Sie, bei der Arbeit und im Auto direkten Druck zu vermeiden, etwa durch ein Sitzkissen aus Memory-Schaumstoff oder einen Sitzring.

Übung 3: Mobilisierung und Stärkung der Steißbeinumgebung

Sie liegen auf dem Rücken auf einer Matte, die Knie sind gebeugt, die Füße aufgestellt. Heben Sie nun das Becken vom Boden ab. Halten Sie die Position, und heben Sie dann abwechselnd die Knie, als ob Sie marschieren würden. Danach in die Ausgangsposition zurückkehren.

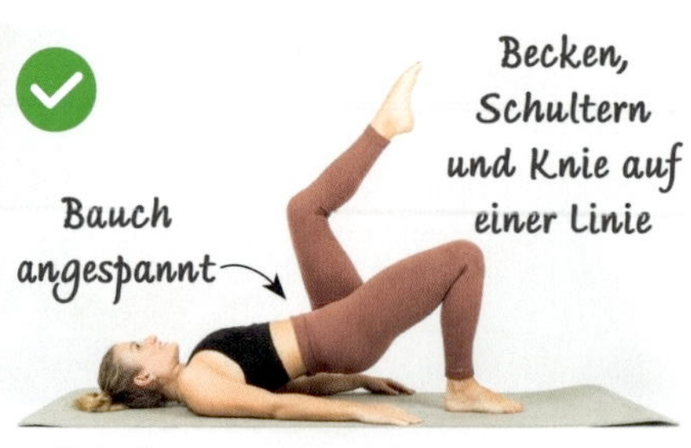

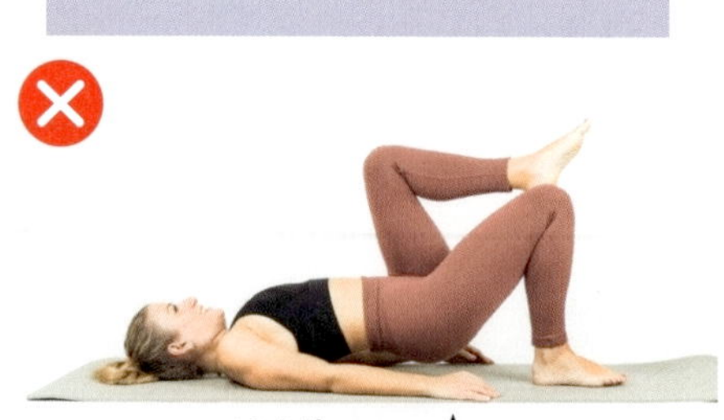

DIE BRUSTWIRBELSÄULE

Schmerzen in der Brustwirbelsäule/zwischen den Schulterblättern

Die Brustwirbelsäule ist oben mit der Halswirbelsäule, unten mit der Lendenwirbelsäule und seitlich mit den Rippen verbunden. Sie besteht aus zwölf Wirbeln.

Zu den wichtigsten Muskelgruppen gehören:
- die großen Rückenmuskeln
- die Trapezmuskeln am oberen Rücken (bestehend aus drei Bündeln: oberes, mittleres und unteres Bündel)
- die Rhomboidmuskeln an der Innenkante des Schulterblatts

Schmerzen zwischen den Schulterblättern, auch »interskapuläre Dorsalgie« genannt, treten oft in Zeiten starker Müdigkeit oder Überanstrengung auf. Aber auch eine schlechte Körperhaltung oder lang andauernde, sich wiederholende Bewegungen, beispielsweise bei der Arbeit, können die Beschwerden auslösen oder verstärken.

Die interskapuläre Dorsalgie kann sich entweder als diffuser, eher brennender Schmerz äußern, oder auch als gut lokalisierbarer punktueller Schmerz. Diese Schmerzen werden oft durch Muskelverspannungen verursacht, treten aber manchmal auch bei einer Nervenreizung auf, die von der Halswirbelsäule ausgeht.

BEWEGLICHKEIT

ÜBUNG 1: Drehung

Sie stehen aufrecht und verschränken Sie die Arme, indem Sie die Hände auf die gegenüberliegenden Schultern legen. Neigen Sie sich dann langsam zur rechten Seite, ohne das Becken zu bewegen. Wenn Sie die maximale Neigung erreicht haben, drehen Sie die Schultern nach rechts, als wollten Sie so weit wie möglich nach hinten schauen (immer noch ohne das Becken zu bewegen). Der Kopf sollte die Bewegung der Schultern mitmachen.
Kehren Sie in die Ausgangsposition zurück und wiederholen Sie den Vorgang auf der anderen Seite.

Schultern entspannt
Arme gekreuzt
Becken bleibt vorn
Neigung
+ Drehung
Schultern hochgezogen
Becken folgt der Drehung

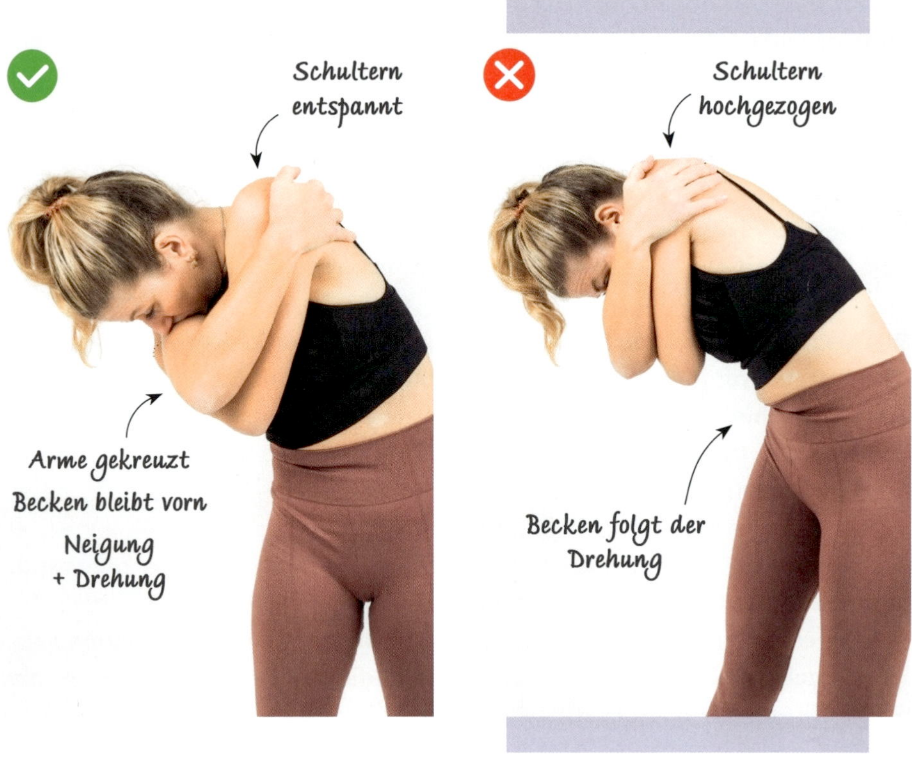

Übung 2: Abwechselnde Dehnung

Sie stehen aufrecht und führen abwechselnd zwei Bewegungsabläufe durch:

- Beim Ausatmen: Rollen Sie den oberen Rücken langsam nach vorn. Senken Sie den Kopf. Die Arme sind nach vorn ausgestreckt, um die hinteren Muskeln zu dehnen. Die Handflächen zeigen zueinander.
- Beim Einatmen: Strecken Sie die Brust nach vorn und strecken die Arme nach hinten. Auch die Schultern nach hinten ziehen. Dadurch werden die vorderen Muskeln gedehnt.

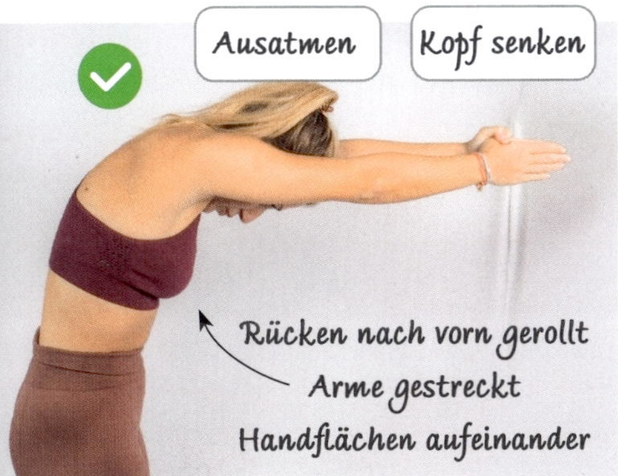

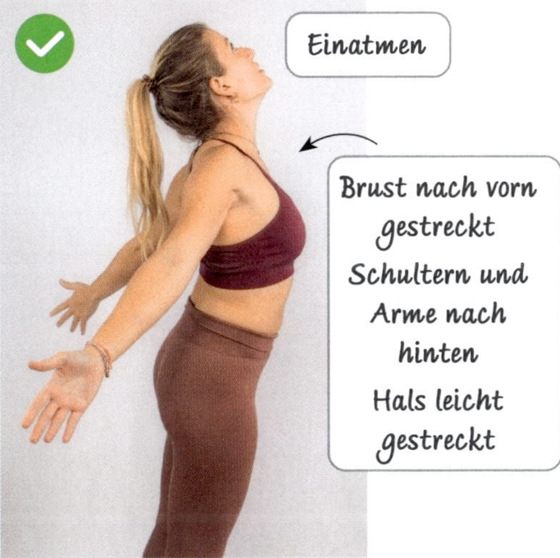

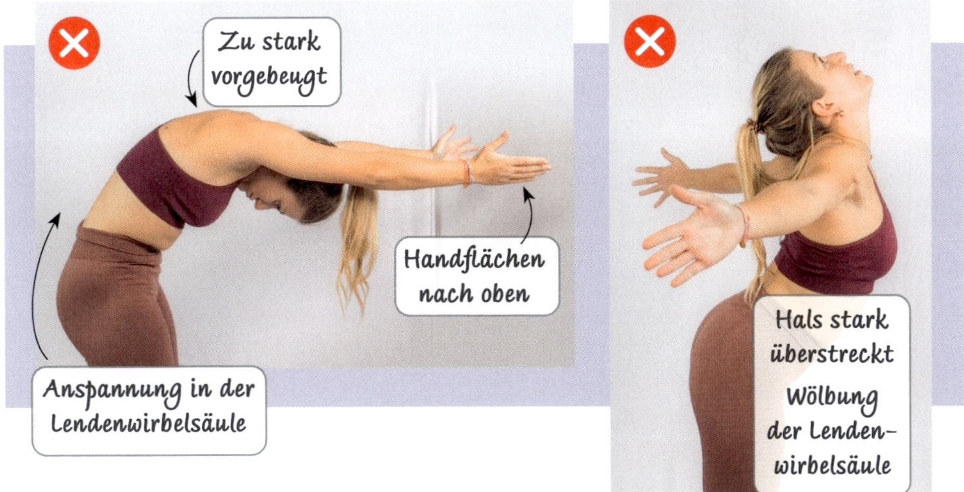

DEHNUNG

Übung 1: Die Rhomboidmuskeln

Sie stehen aufrecht, die Füße hüftbreit auseinander. Heben Sie den rechten Arm waagerecht vor die Brust. Umfassen Sie den rechten Ellenbogen mit der linken Hand, und ziehen Sie dann den Arm weiter zur linken Schulter. Dadurch wird das rechte Schulterblatt von der Wirbelsäule weggezogen und die Muskulatur wird gedehnt.

Blick geradeaus
Rechter Arm parallel zur Brust
Ober-/Unterarm auf gleicher Höhe

Kopf vorgebeugt
Oberkörper nach links gedreht

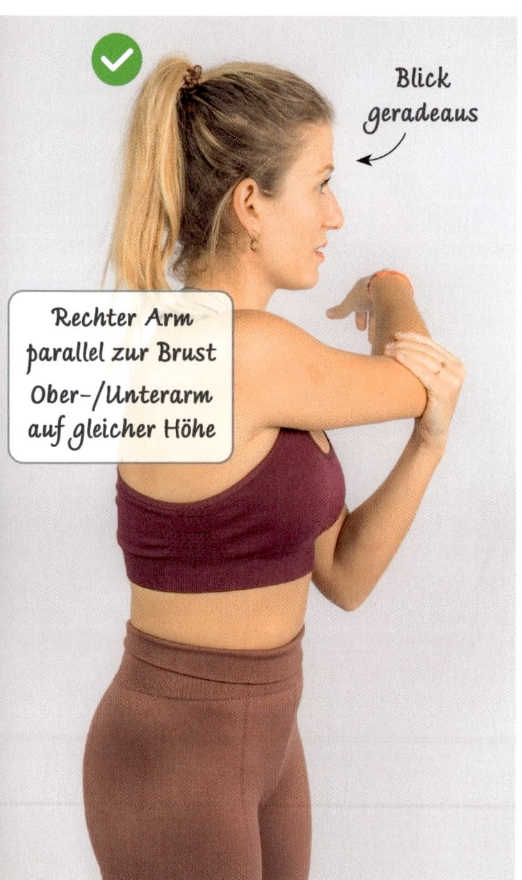

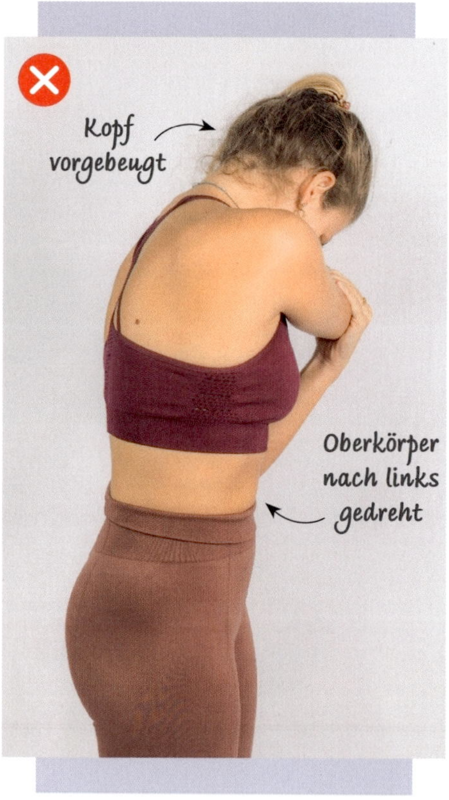

Sitzend
Rücken gerade
Kopf nach links geneigt, nach rechts gedreht
Rechte Hand im Rücken
Linke Schulter tief

Rücken gebeugt
Kopf nach links gedreht
Rechte Schulter hochgezogen

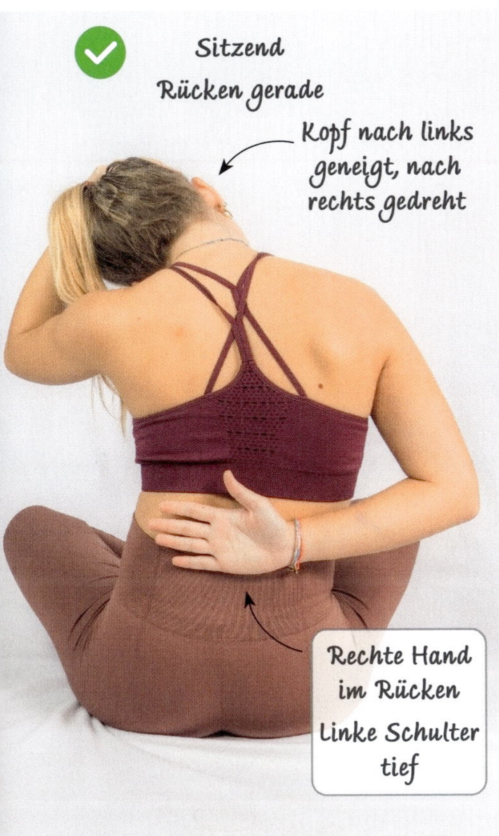

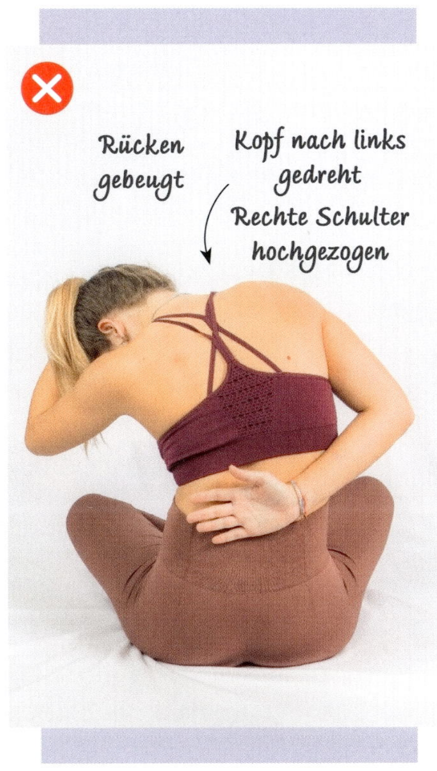

ÜBUNG 2: Dehnung des Trapezmuskels

Sie sitzen auf dem Boden im Schneidersitz. Legen Sie die rechte Hand auf den Rücken, um den oberen Trapezmuskel zu dehnen. Legen Sie die linke Hand auf den Scheitelpunkt des Kopfes und richten Sie den Blick auf das rechte Knie.
Neigen Sie den Kopf nach links. Entspannen Sie beide Schultern. Kehren Sie dann in die Ausgangsposition zurück und wechseln Sie die Seite.

Übung 3: Dehnung des mittleren Rückens

Beginnen Sie im Vierfüßlerstand. Schieben Sie die Hände ein Stück weit nach vorn. Führen Sie die linke Hand unter der rechten Achselhöhle so weit wie möglich nach rechts und richten Sie dabei die Handfläche nach oben. Die rechte Hand bleibt auf dem Boden in der Nähe Ihres Kopfes aufgestützt, damit Sie nicht umfallen.
Atmen Sie gleichmäßig und schieben Sie die linke Hand so weit wie möglich unter der rechten Achsel durch. Das Becken bleibt gerade.

Vierfüßlerstand
Linke Hand unter dem rechten Arm
Kopf nach links
Schulter und Kopf auf dem Boden
Rechte Hand am Boden

Becken gedreht

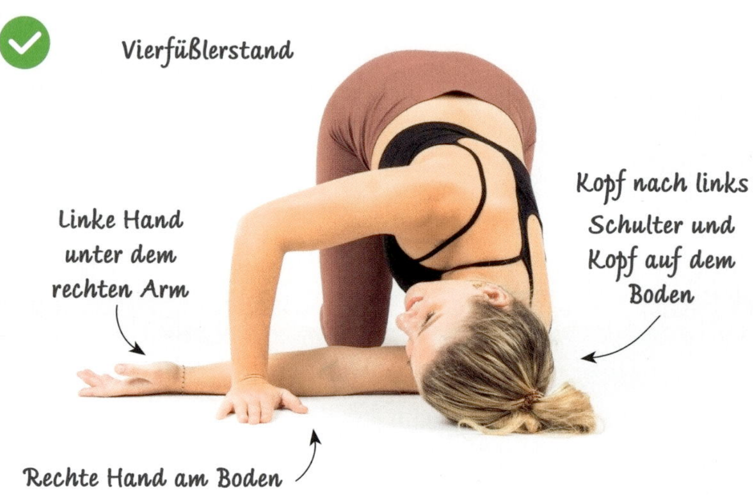

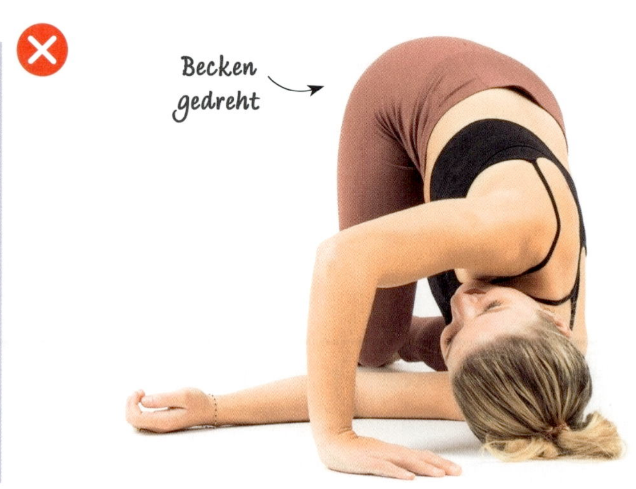

KRÄFTIGUNG

Übung 1: Kraftübung an der Wand

Sie stehen aufrecht mit dem Rücken an einer Wand. Nehmen Sie nacheinander die folgenden drei Haltungen ein. Dabei drücken Sie die Hände, die Ellenbogen und die Schulterblätter fest gegen die Wand. Der Hals bleibt gerade, das Kinn ist leicht herangezogen.

- Die Arme im Winkel von 45° zum Körper ausstrecken, die Handflächen zeigen nach vorn.
- Die Arme im Winkel von 90° zum Körper ausstrecken, die Handflächen zeigen nach vorn.
- Die Arme rechtwinklig beugen, die Ellenbogen befinden sich auf Schulterhöhe, die Handflächen zeigen nach vorn.

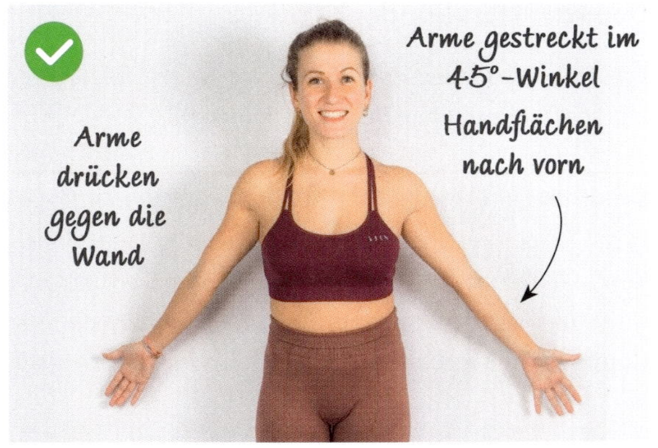

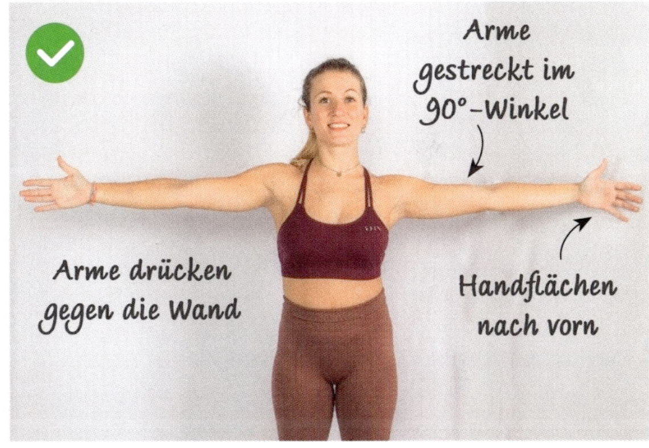

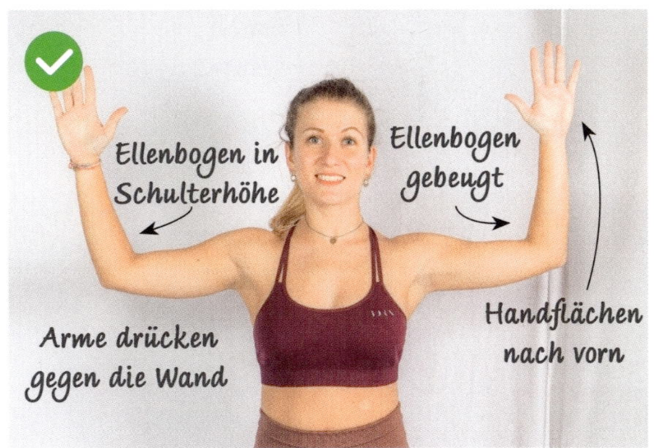

ÜBUNG 3: Stärkung des Trizeps

Diese Übung trainiert den Trizeps (den Muskel im hinteren Oberarm), aber auch die Rückenmuskeln, insbesondere den Trapezmuskel.

Sie stehen aufrecht, die Füße hüftbreit auseinander. Die Bauchmuskeln sind angespannt. Legen Sie ein Trainingsband um Ihre beiden Handgelenke. Führen Sie das Band hinter den Kopf, die Ellenbogen sind gebeugt. Spreizen Sie langsam und ohne großen Kraftaufwand Ihre Arme, um das Trainingsband zu straffen. Langsam die Spannung wieder reduzieren. Um die Übung zu variieren, können Sie auch die Arme hochstrecken und die gleiche Spreizbewegung ausführen.

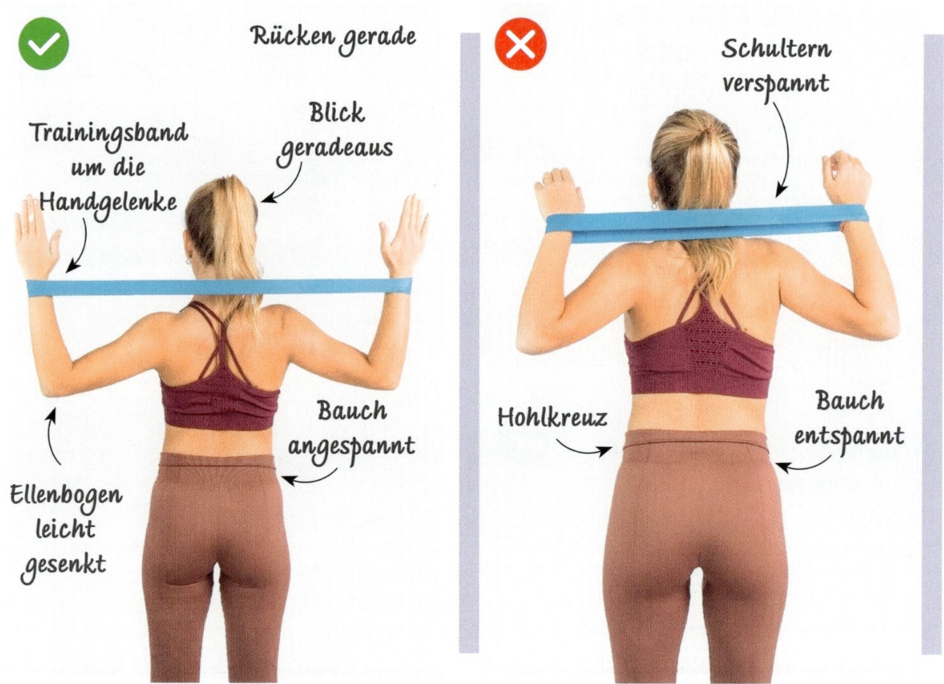

Übung: Selbstmassage mit Tennisball

Sie stehen aufrecht mit dem Rücken an einer Wand. Schieben Sie einen kleinen Ball (z. B. einen Tennisball) zwischen den Schulterblättern (oder dort, wo Sie Schmerzen haben) zwischen Rücken und Wand. Legen Sie die Hand der Seite, auf der sich der Ball befindet, auf die gegenüberliegende Schulter, um das Schulterblatt zu verschieben und den Kontakt des Balls mit der Rückenmuskulatur zu verbessern.
Beugen und strecken Sie die Knie, um sich auf und ab zu bewegen. So bewegt sich der Ball und kann die Muskeln zwischen den Schulterblättern massieren.

Stehend Rücken an der Wand
Bewegungen auf und ab/ rechts und links

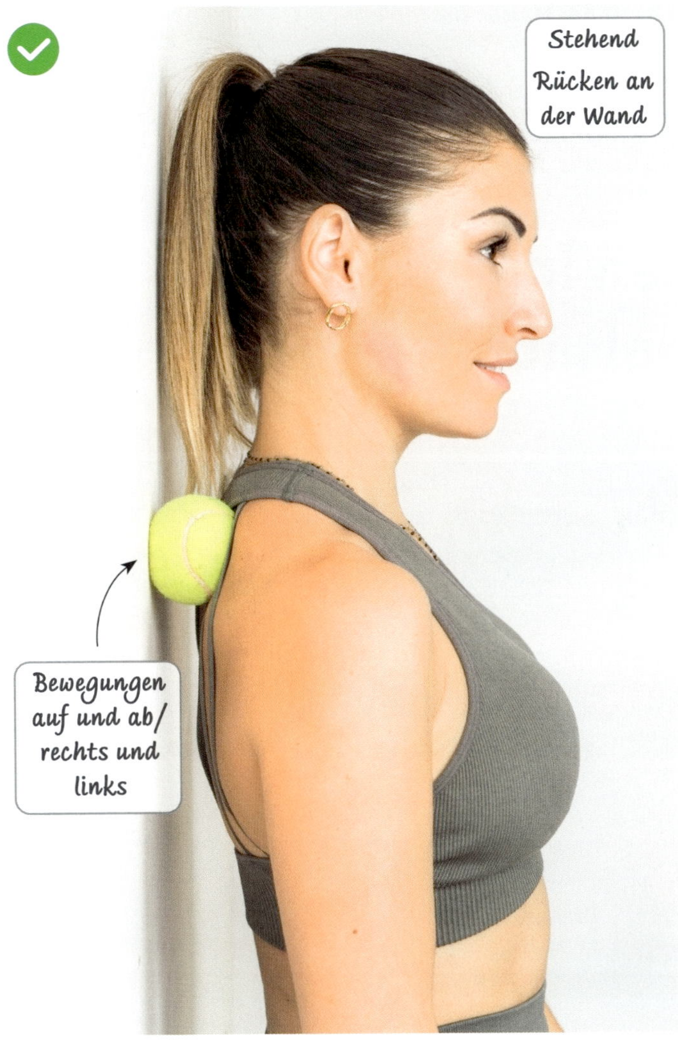

DIE HALSWIRBELSÄULE

Haben Sie oft Nackenschmerzen? Dann sollten Sie wissen, dass Sie nicht allein sind! Viele Menschen leiden unter Nackenschmerzen, die auch als Zervikalsyndrom oder HWS-Syndrom bezeichnet werden.

Stress, Anspannung, lange Stunden vor dem Computer oder hinter dem Steuer und eine schlechte Körperhaltung sind Gründe, die zu Nackenschmerzen und mangelnder Beweglichkeit des Halses führen können.

Die Halswirbelsäule besteht aus sieben Wirbeln. Sie ist der beweglichste Teil der Wirbelsäule und hat die Aufgabe, den Kopf (immerhin vier bis sieben Kilogramm schwer) zu stützen und das Rückenmark zu schützen.

Schmerzen in der Halswirbelsäule

ÜBUNG 1: Drehung

Drehen Sie den Kopf von links nach rechts und zurück. Die Schultern bleiben dabei gerade und entspannt.

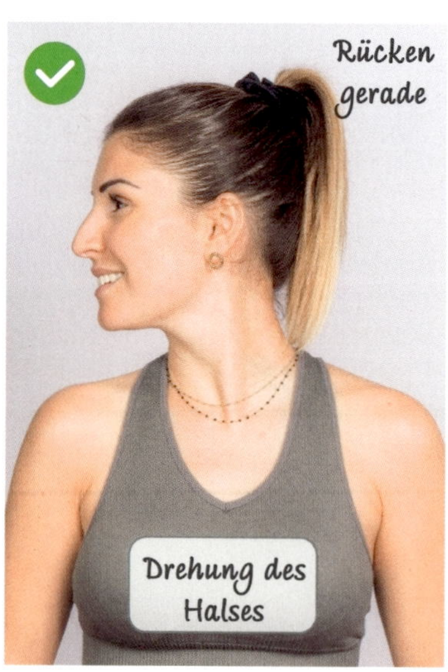

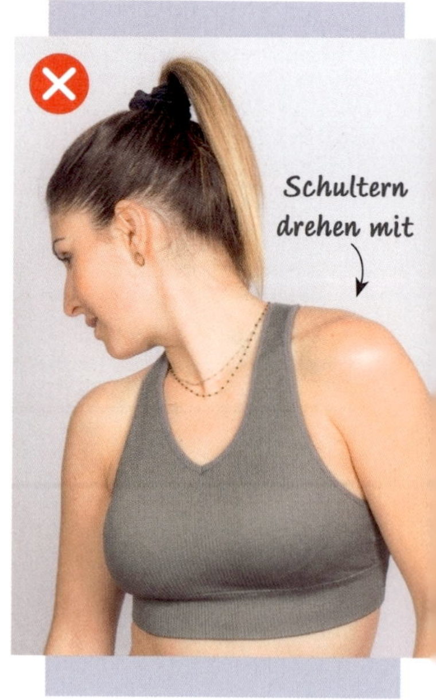

ÜBUNG 2: Neigung

Ziehen Sie das linke Ohr zur linken Schulter, dann das rechte Ohr zur rechten Schulter. Die Schultern bleiben gerade und entspannt.

Rücken gerade
Schultern gerade und auf gleicher Höhe
Kopf geneigt

Schultern geneigt

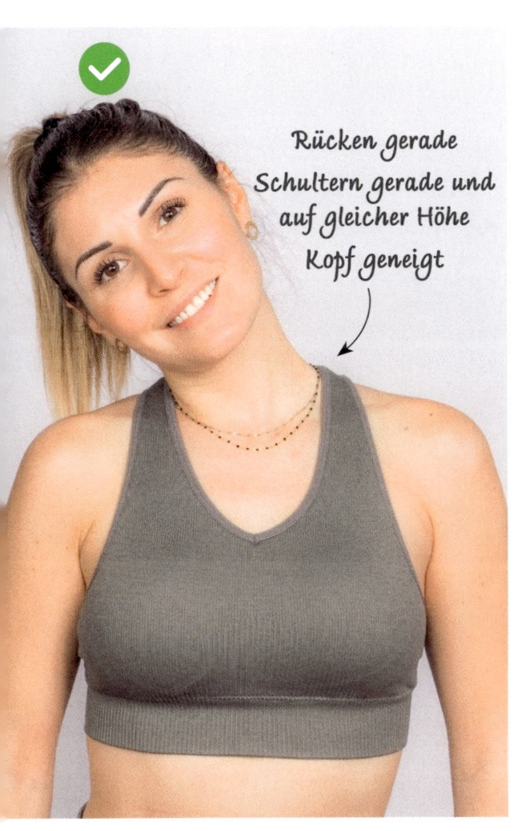

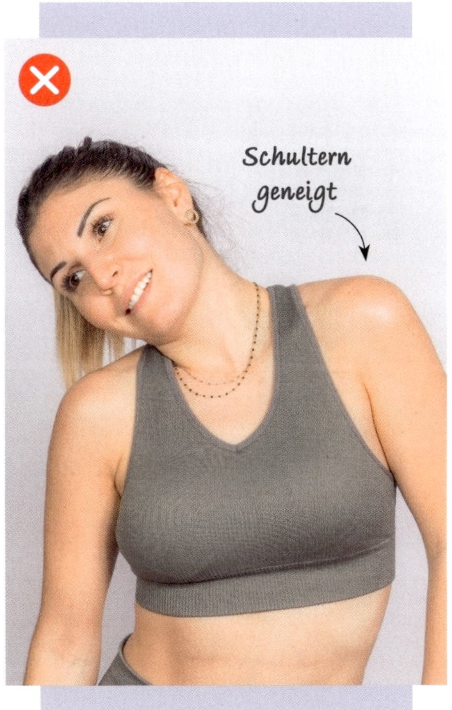

Übungs 3: Kinn heranziehen

Legen Sie Ihren Zeigefinger an Ihr Kinn und schauen Sie geradeaus. Bewegen Sie Ihren Kopf ein kleines Stück zurück, indem Sie Ihr Kinn mit dem Zeigefinger nach hinten schieben. Ihr Kopf bleibt dabei gerade. Halten Sie diese Position nur 2 Sekunden lang. Lassen Sie los und wiederholen Sie die Bewegung.

Einfacher ist die Übung, wenn Sie sich an eine Wand stellen und den Kopf zurückziehen, bis er die Wand berührt.

Rücken gerade
Schultern gerade und entspannt

Nacken überstreckt
Schultern zu weit vorn

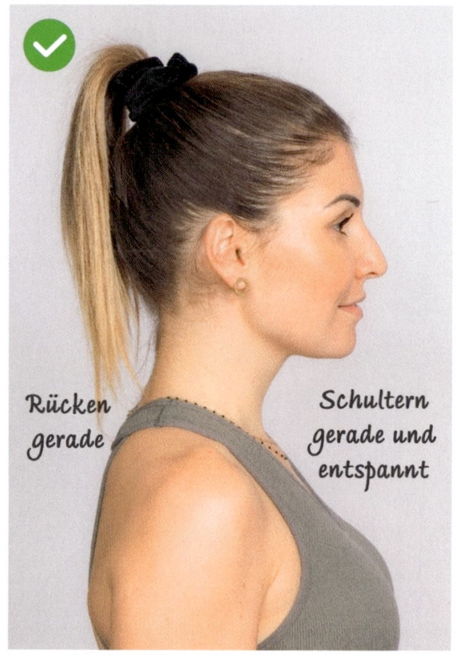

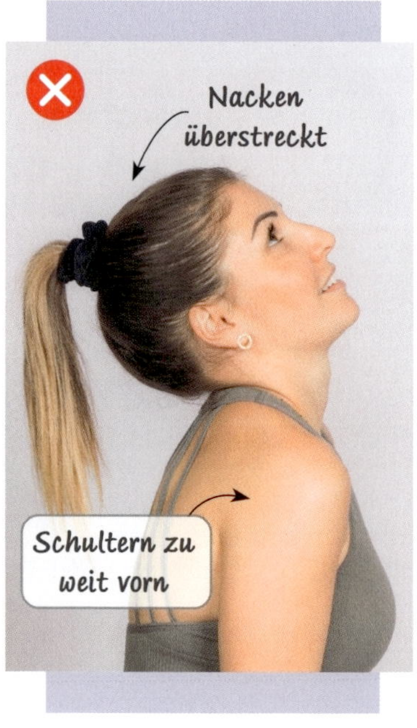

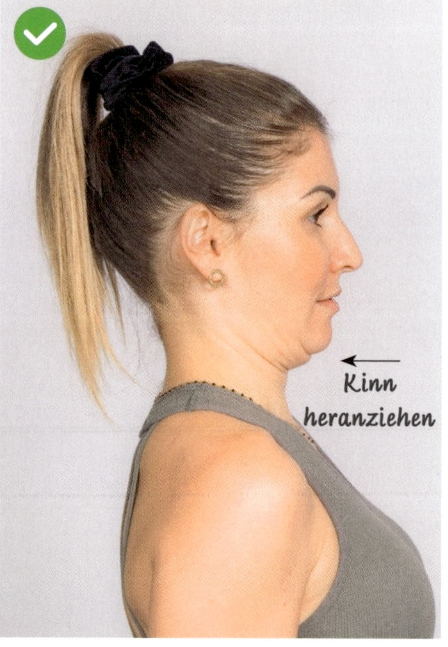

Schulterschmerzen

DEHNUNG

Verspannungen im Nacken können manchmal bis in die Schultern und sogar bis in den oberen Rücken ausstrahlen. Diese Schmerzen gehen oft vom Trapezmuskel aus.

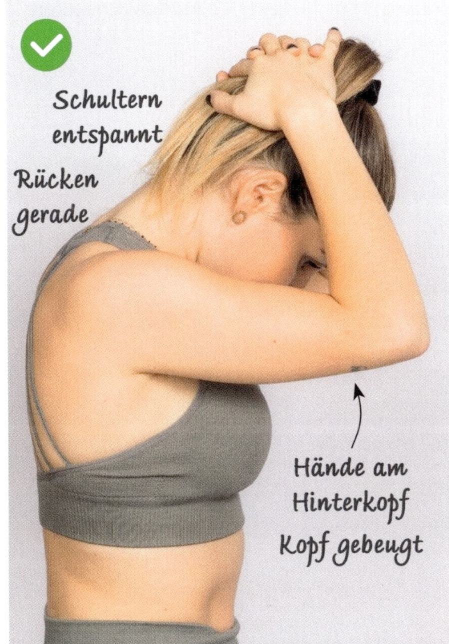

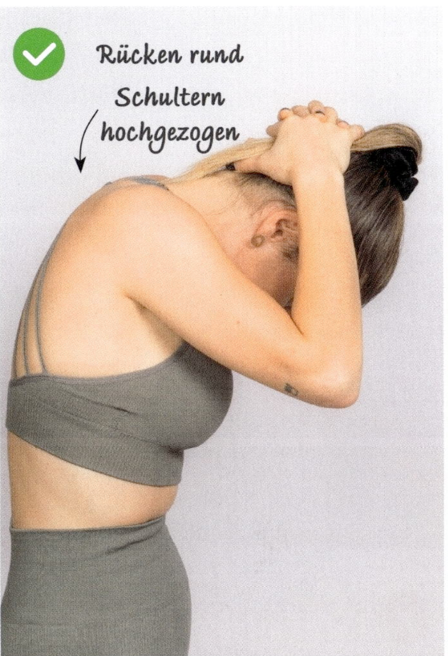

ÜBUNG 1: Dehnung des Trapezmuskels

Legen Sie beide Hände an die Schädelbasis, knapp oberhalb der Halswirbelsäule. Neigen Sie den Kopf nach vorne, indem Sie das Kinn senken. Drücken Sie mit den Händen den Kopf behutsam in Richtung Boden, bis Sie die Dehnung im Nacken und in der Mitte des Rückens spüren.

ÜBUNG 2: Dehnung der Nackenmuskeln

Sie stehen oder sitzen mit geradem Rücken und lassen die Arme neben dem Körper hängen. Nehmen Sie ein Gewicht oder eine 1,5-Liter-Wasserflasche in eine Hand, um die Schulter nach unten zu ziehen. Führen Sie die drei Dehnungsübungen aus und wechseln Sie die Seite.

Bild links: Dehnung der rechten seitlichen Muskeln. Neigen Sie den Kopf langsam zur Seite und ziehen Sie das Ohr in Richtung Schulter.

Bild mitte: Dehnung der vorderen Halsmuskeln. Bewegen Sie Ihren Kopf leicht nach hinten und heben Sie den Blick (Blickrichtung weg von der Hand, die das Gewicht trägt).

Bild rechts: Dehnung der hinteren Halsmuskeln. Neigen Sie den Kopf dem Fuß auf der Seite zu, auf der Sie keine Wasserflasche halten.

Rücken gerade
Schultern entspannt
Links Ohr zur linken Schulter

Rücken gerade
Blick nach oben links

Blick zum linken Fuß

Rumpf vorgebeugt
Spannung im rechten Arm

Halswirbelsäule überstreckt

Rumpf vorgebeugt
Rechte Schulter zu hoch

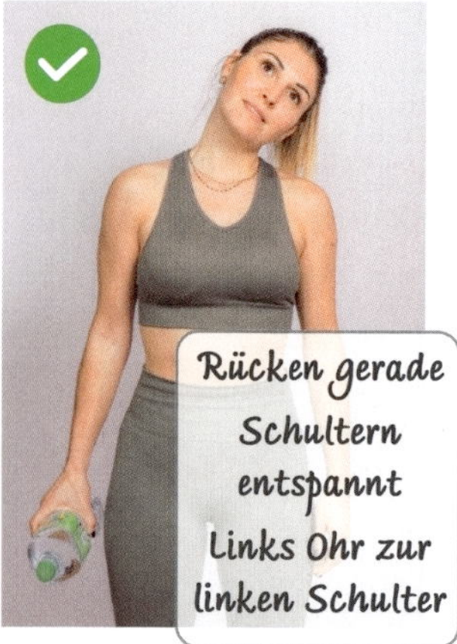

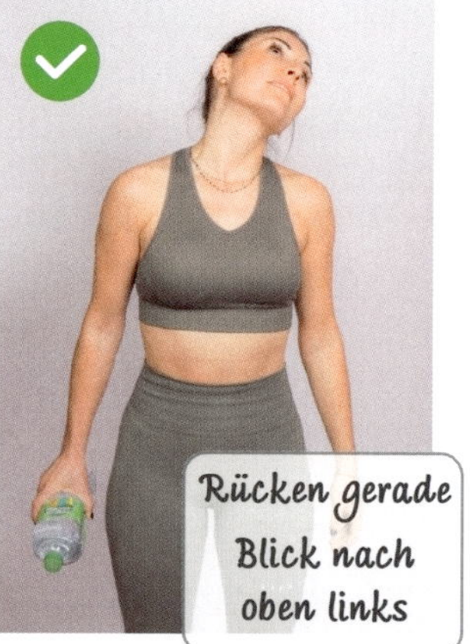

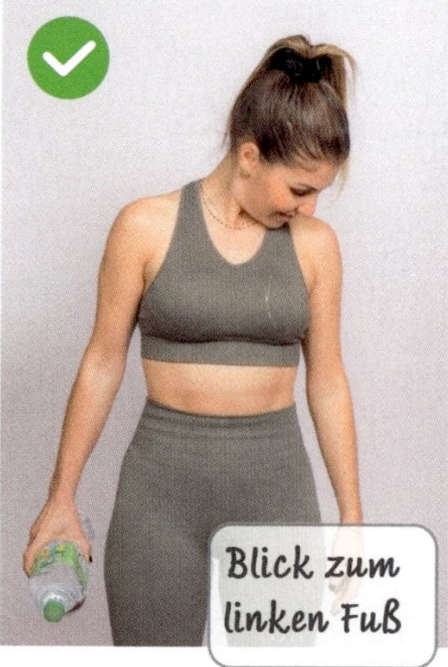

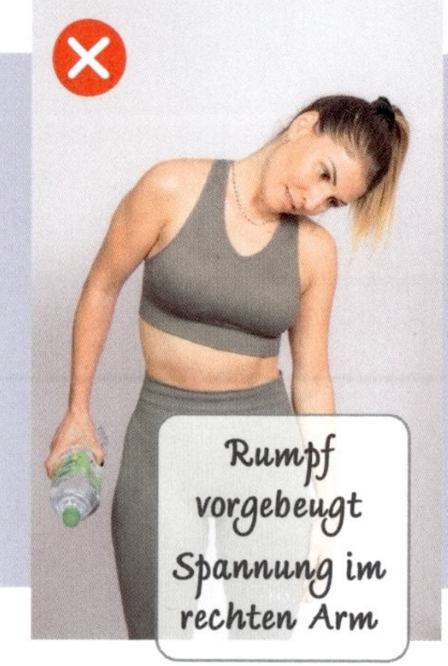

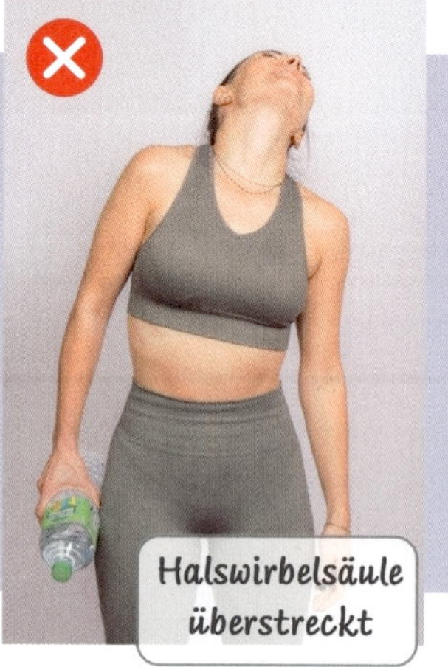

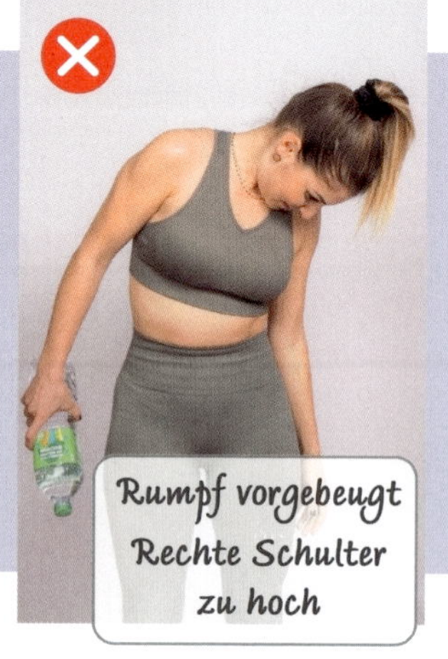

Übung 3: Dehnung des oberen Trapezmuskels

Sie stehen oder sitzen mit geradem Rücken. Den Kopf nach links neigen und nach rechts drehen. Dabei wird der Hals leicht gebeugt. Sie können Sie Dehnung verstärken, indem Sie den Kopf mit der Hand behutsam weiter in die jeweilige Richtung drücken. Achten Sie darauf, dass die Schulter auf der gedehnten Seite entspannt bleibt. Seite wechseln.

Blick nach rechts
Kopf nach links geneigt, nach rechts gedreht
Nacken gebeugt
Rechte Schulter tief

Rechte Schulter zu hoch

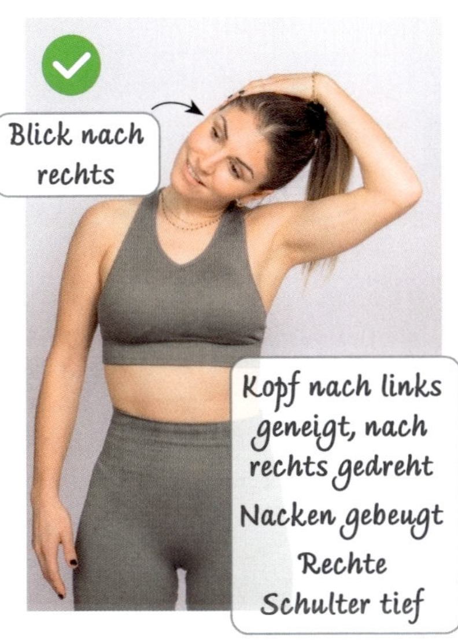

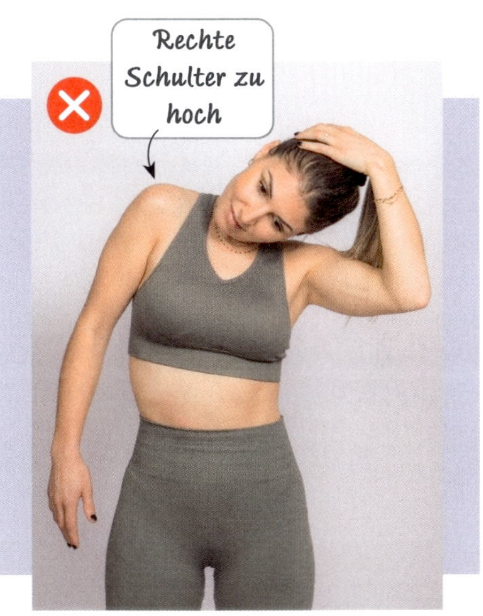

Übung 4: Dehnung des Schulterblatthebers

Sie stehen oder sitzen mit geradem Rücken. Den Kopf nach links neigen und nach links drehen. Dabei wird der Hals leicht gebeugt. Sie können die Dehnung verstärken, indem Sie die gedehnte Schulter mit der gegenüberliegenden Hand leicht herunterdrücken.

Kopf nach links geneigt, nach links gedreht
Hals gebeugt

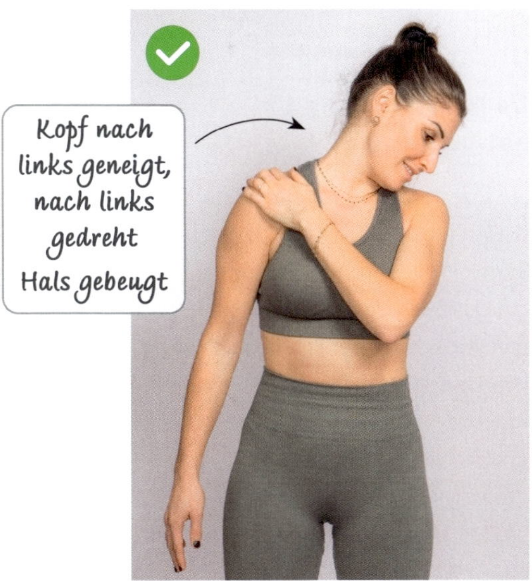

KRÄFTIGUNG

ÜBUNG 1: Stärkung der Halsstrecker

Sie sitzen aufrecht auf einem Stuhl. Legen Sie die verschränkten Hände an den Hinterkopf. Drücken Sie nun den Kopf gegen den kräftigen Widerstand der Hände nach hinten, jedoch ohne ihn zu neigen. Halten Sie den Druck 5–10 Sekunden aufrecht. Dann locker lassen und die Übung wiederholen.

Kopf in einer Linie mit der Wirbelsäule
Hände am Hinterkopf verschränkt
Rücken gerade

Nacken überstreckt

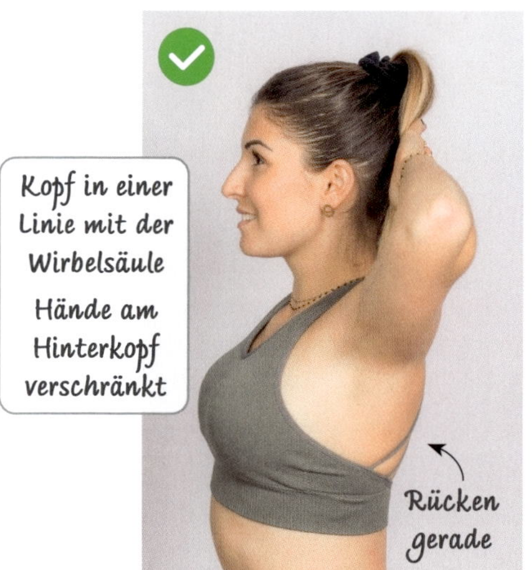

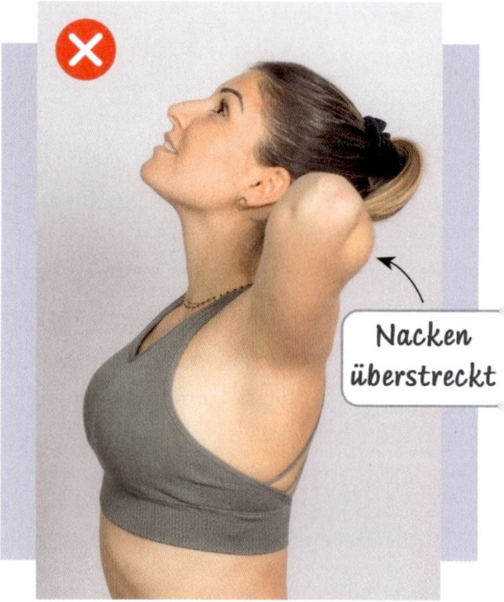

ÜBUNG 2: Stärkung der Halsbeuger

Sie sitzen aufrecht auf einem Stuhl. Legen Sie die Hände mit verschränkten Fingern an die Stirn, die Handflächen zeigen nach außen. Drücken Sie nun den Kopf gegen den kräftigen Widerstand der Hände nach vorn. Dabei bleibt der Kopf aufrecht. Den Druck 3–5 Minuten aufrecht erhalten, dann locker lassen und die Übung wiederholen.

Hände vor der Stirn verschränkt
Rücken gerade

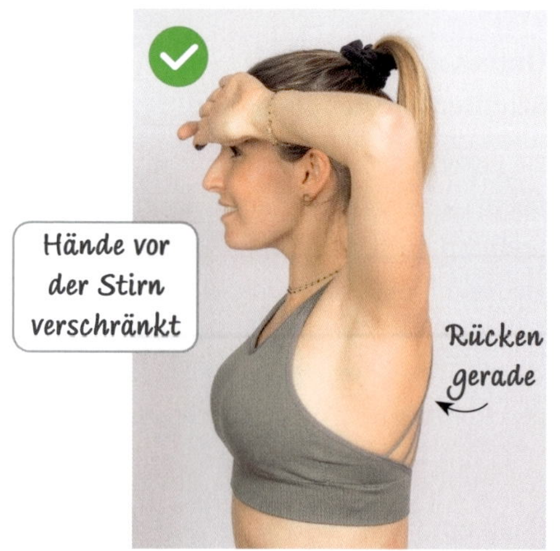

Übung 3: Stärkung der seitlichen Halsmuskulatur

Sie stehen aufrecht. Legen Sie eine Hand seitlich an den Kopf. Drücken Sie nun den Kopf gegen den kräftigen Widerstand der Hand zur Seite, ohne ihn zu neigen. Halten Sie den Druck 3–5 Sekunden aufrecht, dann locker lassen und die Übung wiederholen.

Hand seitlich am Kopf
Kopf gegen den Widerstand der Hand zur Seite drücken
Rücken gerade

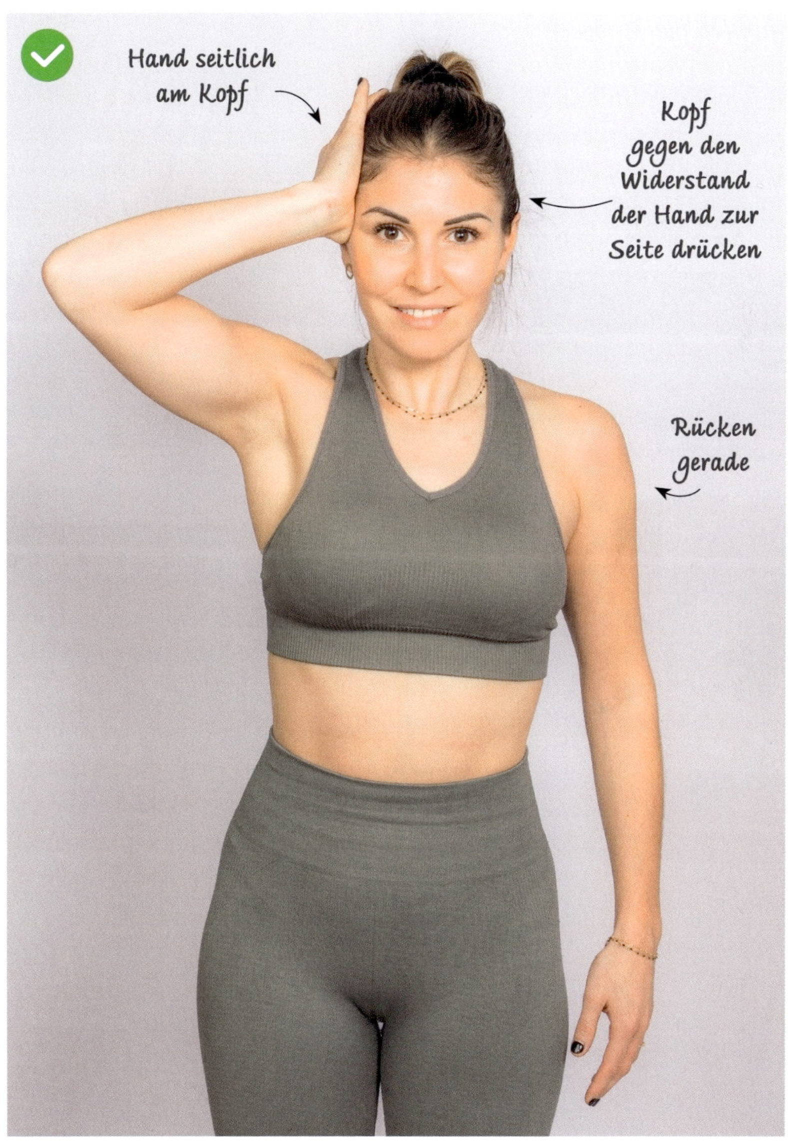

ÜBUNG: Selbstmassage der Triggerpunkte am unteren Schädelansatz.

Üben Sie mit den Fingerspitzen Druck auf den unteren Rand ihres Schädels aus. Beginnen Sie in der Mitte, und arbeiten Sie sich langsam zu den Seiten vor. Den Druck 5–10 Sekunden aufrecht erhalten. Sie können die Massage mehrmals wiederholen.

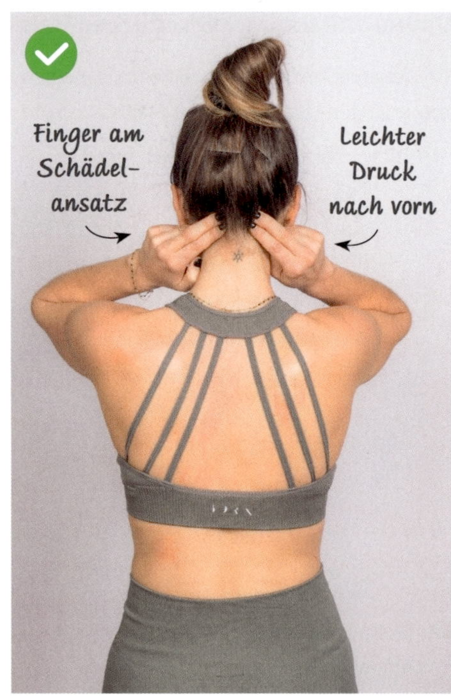

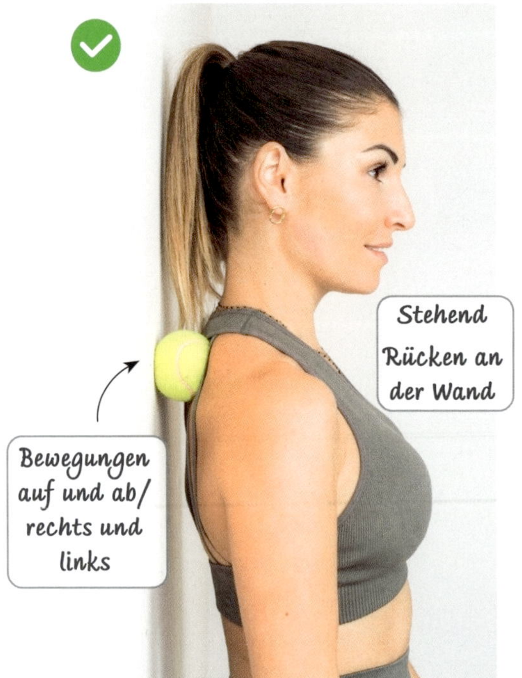

Finger am Schädel-ansatz
Leichter Druck nach vorn

Stehend Rücken an der Wand
Bewegungen auf und ab/ rechts und links

ÜBUNG: Selbstmassage mit Tennisball

Sie stehen aufrecht mit dem Rücken an einer Wand. Schieben Sie einen kleinen Ball (z. B. einen Tennisball) zwischen den Schulterblättern (oder dort, wo Sie Schmerzen haben) zwischen Rücken und Wand. Legen Sie die Hand der Seite, auf der sich der Ball befindet, auf die gegenüberliegende Schulter, um das Schulterblatt zu verschieben und den Kontakt des Balls mit der Rückenmuskulatur zu verbessern.
Beugen und strecken Sie die Knie, um sich auf und ab zu bewegen. So bewegt sich der Ball und kann die Muskeln zwischen den Schulterblättern massieren.

Ausstrahlende Schmerzen der Halswirbelsäule

Als Zervikobrachialneuralgie bezeichnet man einen Schmerz im Halsbereich, der in die Schulter, den Arm und manchmal sogar bis in die Finger ausstrahlt. Er entsteht durch die Kompression eines oder mehrerer Nerven, die sich im Nacken befinden und die oberen Gliedmaßen versorgen.
Dieser Schmerz ist in der Regel mit Nackenbeschwerden verbunden und tritt durch eine schlechte Haltung, nach einer Anstrengung oder nach einem Unfall auf. In schweren Fällen kann es sogar zum Verlust der Kraft oder der Sensibilität der oberen Gliedmaßen kommen.

Ein bisschen Anatomie

Im Nacken befinden sich zahlreiche Nerven, die aus der Halswirbelsäule austreten und sich zu einem Nervengeflecht verbinden. Die Nervenbahnen, die zur Versorgung der oberen Gliedmaßen dienen, bezeichnet man als »Plexus brachialis«.

Zu diesem Plexus gehören unter anderem die folgenden Nerven:
- der Mediannerv
- der Ulnarnerv
- der Radialnerv

Die Kompression der Nervenwurzeln (C6, C7, C8) kann Symptome auf einem bestimmten Weg auslösen, die in der Abbildung auf der nächsten Seite dargestellt sind:

Zu den Hauptursachen der Zervikobrachialgie gehören:
- Bandscheibenvorfälle
- Arthrose der Halswirbelsäule

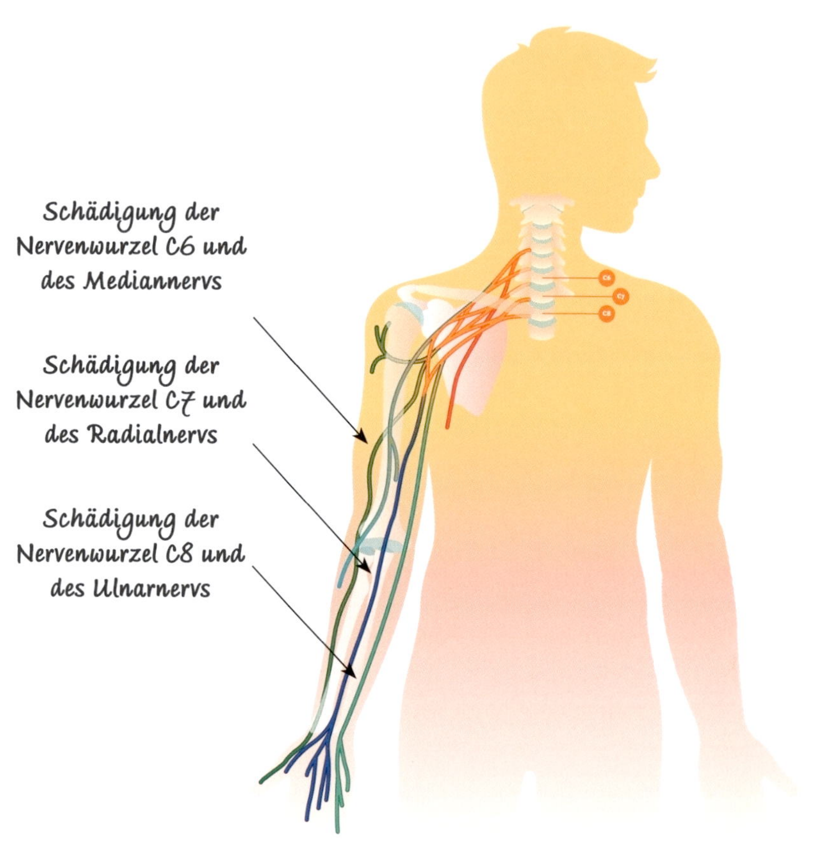

Bitte beachten Sie, dass die folgenden Übungen zwar Beschwerden lindern können, aber keinesfalls eine ärztliche Untersuchung ersetzen. Wenn die Schmerzen über einen längeren Zeitraum anhalten, sollten Sie sich zunächst untersuchen lassen, um eine Erkrankung oder Verletzung auszuschließen.

Beweglichkeit und Dehnung der Halswirbelsäule

Übung 1: Dehnung der Halswirbelsäule

Dehnungsübungen sind meist hilfreich, um Konflikte zwischen Bandscheiben, Wirbeln und Nervenwurzeln zu lindern.

Sie stehen aufrecht in der Nähe einer Wand oder eines Tischs, um sich bei Bedarf abzustützen.
Ziehen Sie das Kinn so nah wie möglich zur Brust heran, ohne den Kopf zu senken.
Dann ziehen Sie den Kopf zurück, als würde ein Faden den Nacken nach hinten ziehen. Dabei rückt das Kinn etwas weiter zum Hals. Im Anschluss an diese Bewegung heben Sie das Kinn an, bis Sie schräg an die Decke schauen.
Halten Sie die Position einige Sekunden und lassen Sie sie dann langsam wieder los..

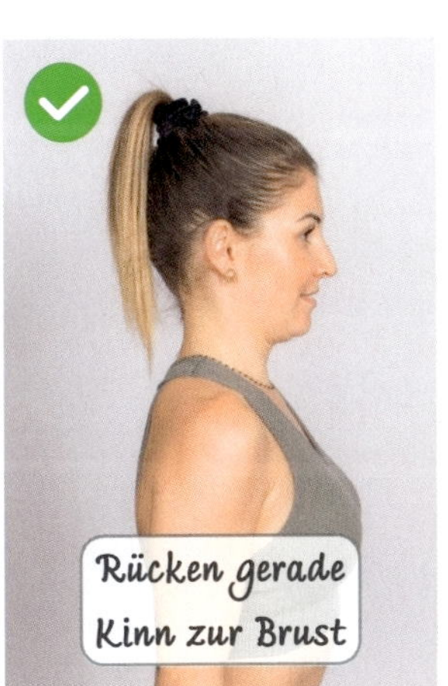

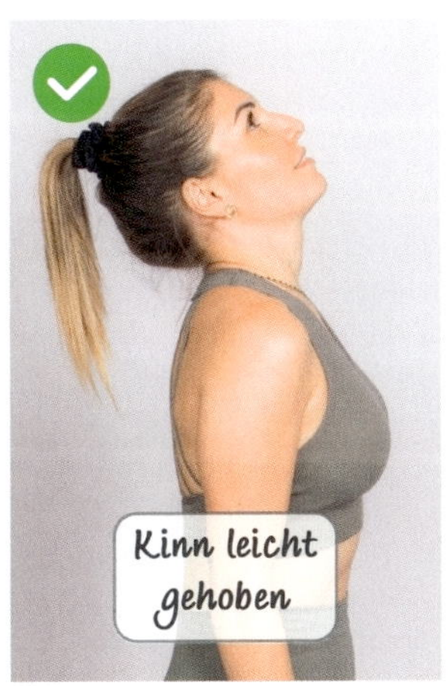

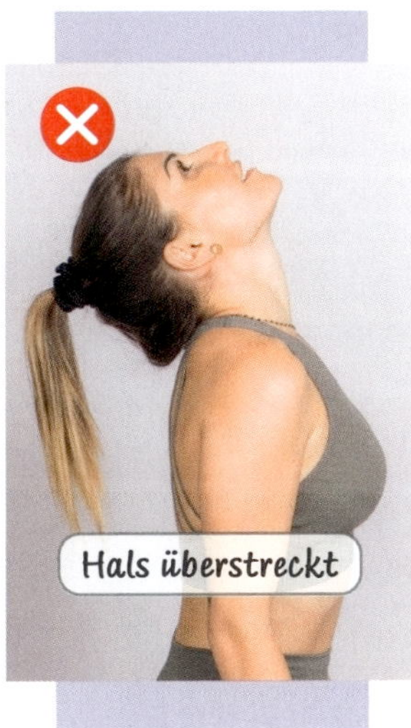

Techniken zur Neurodynamik: Mobilisation der Nerven

Bei diesen Übungen handelt es sich nicht um Dehnungen, die aufrechterhalten werden müssen, sondern um ein fließende Bewegungsabläufe, die 20- bis 30-mal wiederholt werden müssen (Neigungsbewegungen des Kopfes). Falls sich die Schmerzen verstärken oder Taubheitsgefühle auftreten, verringern Sie die Bewegungsamplituden oder beenden Sie die Übung.

Nerven sind nicht dehnbar. Diese Übungen zielen darauf ab, sie behutsam zu verschieben, um sie von Druckbelastungen zu befreien.

Ausstrahlende Schmerzen in den Arm bis zum Daumen und Zeigefinger

Diese Übung verschiebt den Mediannerv und die Nervenwurzel C6, um ihre Reizungen zu beruhigen und sie von Druckbelastungen zu befreien, die für diese zervikobrachiale Neuralgie verantwortlich sind.

Kopf gerade
Ellenbogen gebeugt
Handgelenk gestreckt
Kopf vom gestreckten Arm weg geneigt
Arm gestreckt
Unterarm nach oben gedreht
Handgelenk gestreckt
Finger nach unten

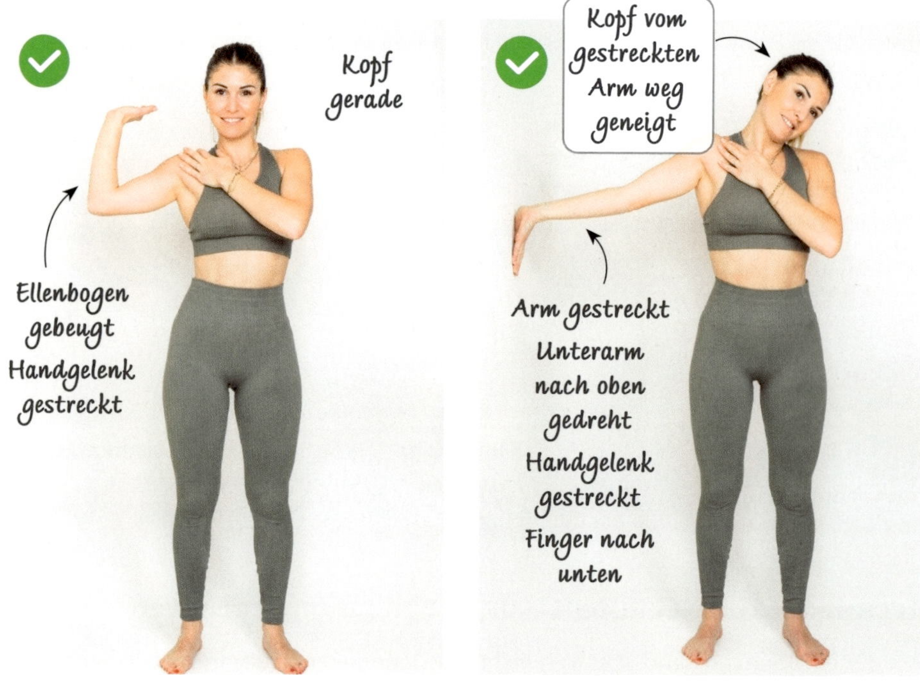

1.: Sie sitzen oder stehen, die Schultern sind entspannt. Heben Sie den schmerzenden Arm und strecken Sie ihn nach hinten, bis Sie die Dehnung im Oberarm spüren.
2.: Legen Sie die gestreckte Hand an die Wand. Drehen Sie nun den Unterarm, um die Finger zum Boden zu richten. Um die Dehnung zu verstärken, wechseln Sie mehrmals zwischen Position 1 und Position 2 ab.

Ausstrahlende Schmerzen in den Arm bis zum Zeigefinger und Mittelfinger

Diese Übung verschiebt den Radialnerv und die Nervenwurzel C7, um ihre Reizungen zu beruhigen und sie von Druckbelastungen zu befreien, die für diese zervikobrachiale Neuralgie verantwortlich sind.

Kopf gerade
Arm gestreckt
Handgelenk gebeugt
Finger nach unten
Kopf vom gestreckten Arm weg geneigt
Arm gestreckt
Handgelenk gebeugt
Finger nach unten
Arm nach vorn gedreht

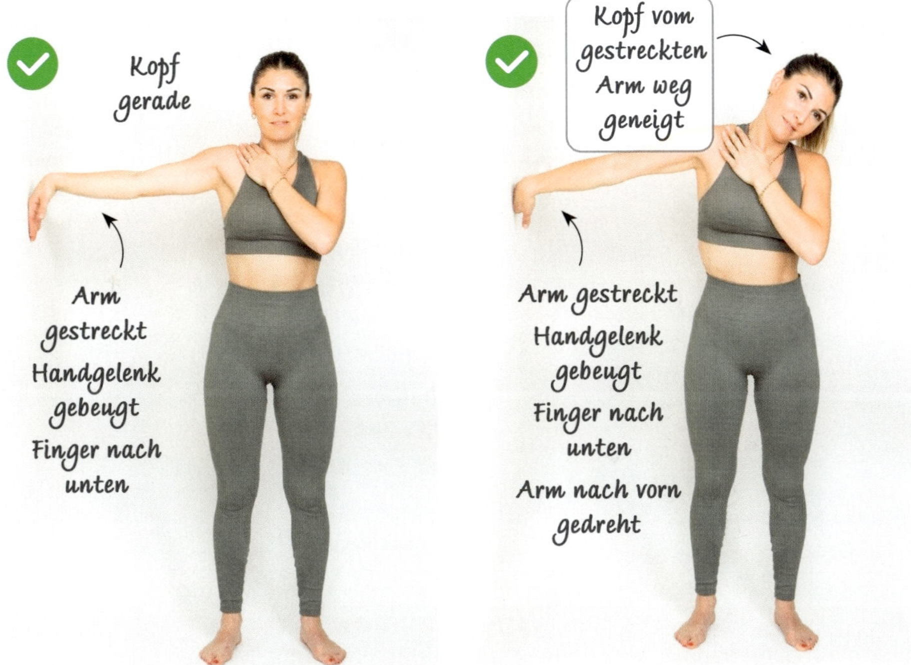

Sie sitzen oder stehen aufrecht, die Schultern sind entspannt. Heben Sie den schmerzenden Arm und strecken Sie ihn nach hinten, bis Sie die Dehnung im Oberarm spüren (siehe Abbildung aus S. 132)

Beugen Sie das Handgelenk und legen Sie den Handrücken an eine Wand. Die Finger zeigen nach unten. Drehen Sie nun den Arm so nach vorn, dass die Fingerspitzen nach hinten zeigen. Um die Dehnung zu verstärken, wechseln Sie mehrmals zwischen Position 1 und Position 2 ab.

Ausstrahlende Schmerzen in den Arm bis zum Ringfinger und kleinen Finger

Diese Übung bewegt den Ulnarnerv und die Nervenwurzel C8, um ihre Reizungen zu beruhigen und sie von Druckbelastungen zu befreien, die für diese zervikobrachiale Neuralgie verantwortlich sind.

OK-Zeichen
Kopf und Rücken gerade
Ellenbogen zum Boden
Ok-Zeichen umgekehrt
Kopf und Rücken gerade
Ellenbogen auf Schulterhöhe
Ellenbogen gebeugt
Handgelenk gestreckt
Daumen und Zeigefinger auf Augenhöhe
Übrige Finger entspannt

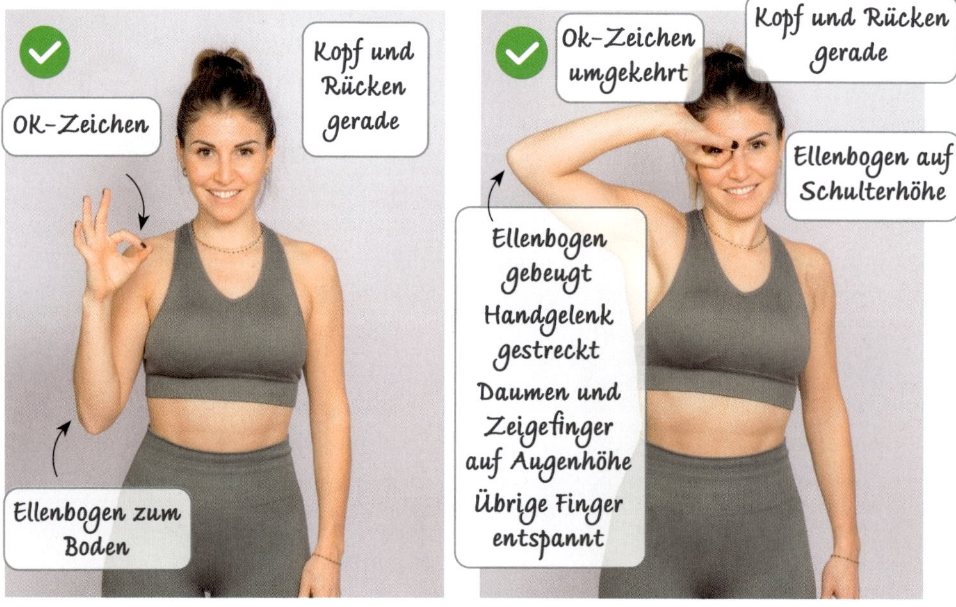

Sie stehen oder sitzen aufrecht, die Schultern sind entspannt. Machen Sie mit Daumen und Zeigefinger ein OK-Zeichen (Bild links). Heben Sie nun den Arm, indem Sie den Ellenbogen nach außen führen. Führen Sie dabei die Finger, die das OK-Zeichen bilden, so zum Auge, dass sich das Zeichen umdreht (Handgelenk drehen). Die anderen drei Finger zeigen auf Höhe des Kiefergelenks nach hinten. Sie sollten die Dehnung in den Fingern, dem Handgelenk und dem Unterarm spüren. Falls nötig, die Bewegung mit der anderen Hand unterstützen, um die Dehnung zu verstärken. Wechseln Sie zwischen Position 1 und Position 2 ab. Hilfreich sind auch die Übungen bei ausstrahlenden Schmerzen aus der Halswirbelsäule (Seite 129).

SCHMERZEN
IN DER SCHWANGERSCHAFT

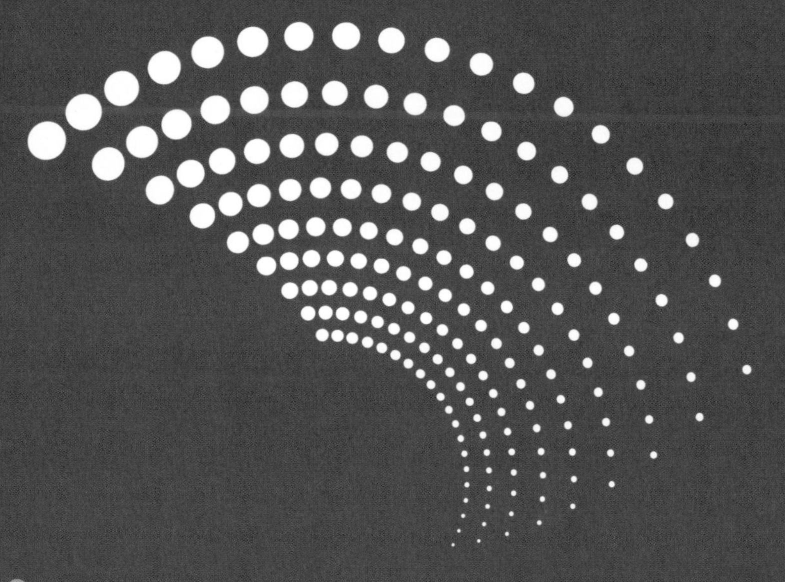

ÜBUNGEN ZUR LINDERUNG VON SCHMERZEN IN DER SCHWANGERSCHAFT

Während der Schwangerschaft muss der Körper ständig mit etlichen Veränderungen zurechtkommen. Im Laufe der Monate rundet sich der Bauch zunehmend, und der Körper muss seine Haltung immer wieder der veränderten Gewichtsverteilung anpassen. Dabei können Verspannungen und Schmerzen auftreten, beispielsweise im Bereich der Lendenwirbelsäule, der Halswirbelsäule, zwischen den Schulterblättern oder im unteren Bauch. Es kann zu Spannungsgefühlen oder sogar zu der berüchtigten Ischialgie kommen. Diese Schmerzen können unangenehm und belastend sein.

Alle in diesem Buch vorgestellten Übungen können von schwangeren Frauen durchgeführt werden, mit Ausnahme einiger Haltungen, in denen Druck auf den Bauch ausgeübt wird (vor allem Bauchlagen). Wichtig ist, die Übungen vorsichtig und sanft auszuführen, sodass sie keine Schmerzen auslösen. Befragen Sie zur Sicherheit aber immer Ihre Ärztin oder Ihren Arzt, ob Sie die Übung ohne Gefahr ausüben können.

Die Übungen im folgenden Kapitel machen den Rücken und das Becken wieder geschmeidig und beweglich, indem sie die Bänder und Gelenke trainieren. Führen Sie sie regelmäßig aus, damit Sie sich während der Schwangerschaft wohlfühlen. Da jede Schwangerschaft sehr individuell zu betrachten ist, sollten Sie vorab aber unbedingt abklären lassen, ob in Ihrem Fall medizinische Einwände bestehen.

Gesäß auf den Fersen
Kopf auf dem Boden
Arme vor dem Kopf
Knie können gespreizt werden
Bauch zum Boden
Hände nach vorn schieben

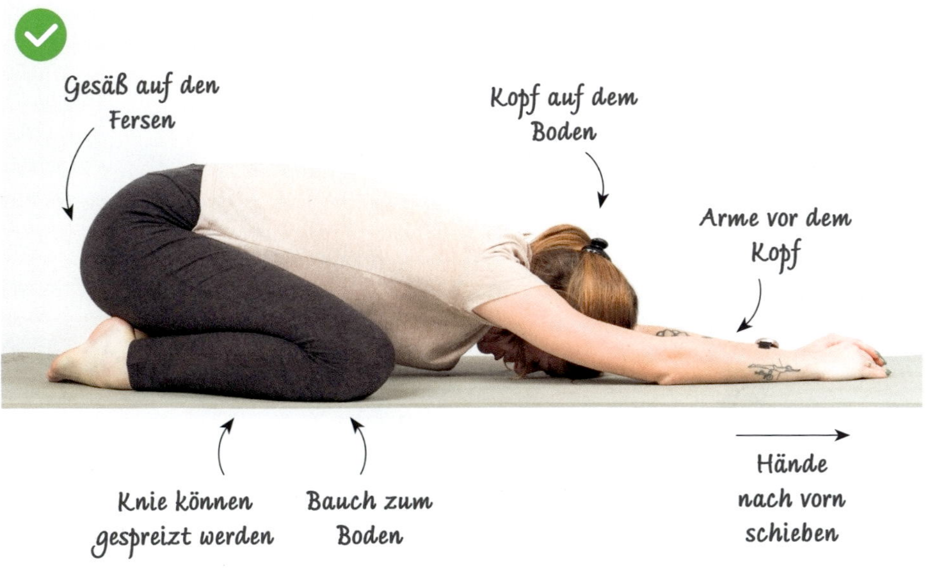

ÜBUNG 1: Dehnung der Wirbelsäule

Sie knien und senken Bauch und Gesicht zum Boden. Die Hände liegen vor dem Kopf. Je nach Umfang des Bauchs können Sie die Knie spreizen, wenn es Ihnen angenehmer ist. Senken Sie das Gesäß auf die Fersen. Schieben Sie die Arme langsam nach vorn, um den Rücken zu dehnen. Dabei liegen die Unterarme und Hände auf dem Boden.

Extra

Sie können ein kleines Kissen zwischen die Fersen und das Gesäß legen. Achten Sie darauf, den Rücken weder durchzudrücken noch zu stark zu wölben. Versuchen Sie, ihn so gerade zu halten, wie Ihr Bauchumfang es zulässt.

ÜBUNG 2: »Katzenbuckel«

Beginnen Sie im Vierfüßlerstand. Die Hände unter den Schultern aufsetzen und die Knie etwas weiter als hüftbreit öffnen. Runden Sie beim Ausatmen den Rücken. Versuchen Sie, das Kinn auf die Brust zu drücken, als ob Sie auf Ihren Bauch schauen würden.

Entspannen Sie beim Einatmen den Rücken, sodass sich auch der Bauch Richtung Boden senkt. Heben Sie den Kopf leicht an, und richten Sie den Blick nach vorn.

Rücken runden
Beim Ausatmen:
Kinn zur Brust
Blick zum
Bauch

Rücken senken
Beim Einatmen:
Kinn heben
Blick schräg
nach vorn
Bauch
Richtung
Boden

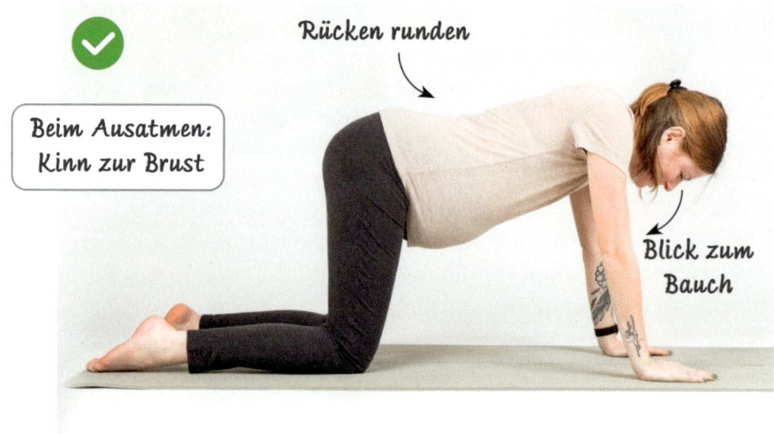

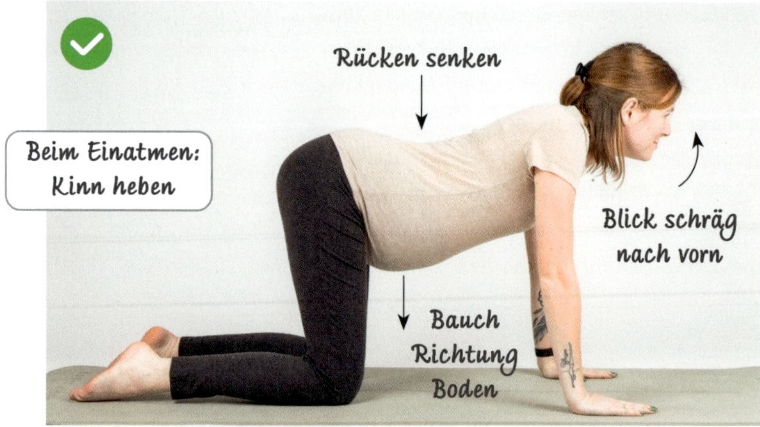

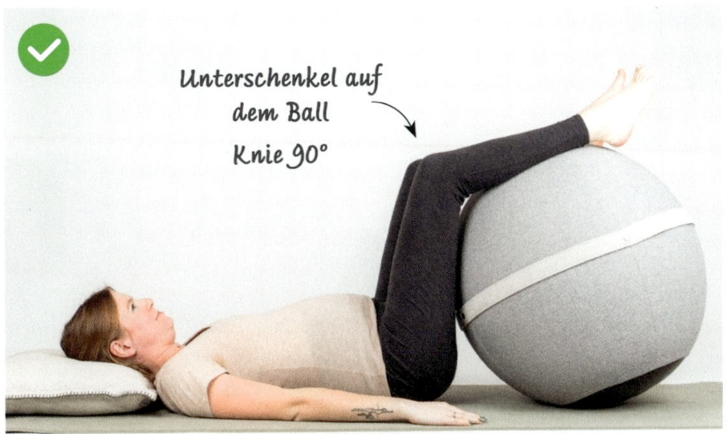

Liegend auf einer Matte

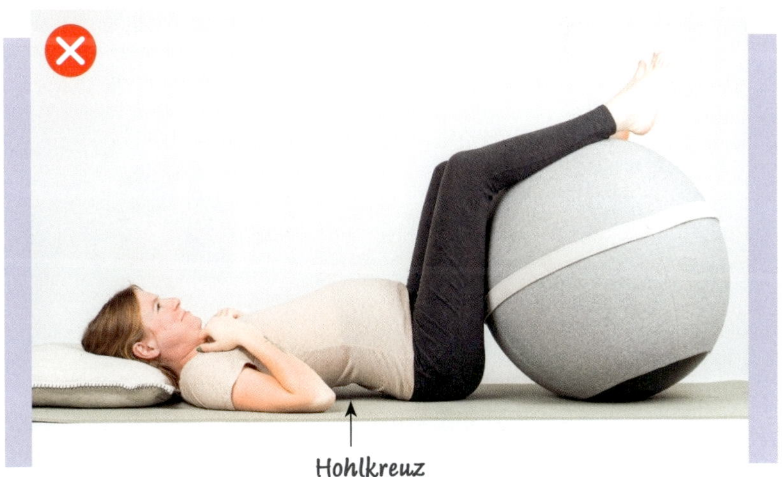

Übung 3: Dehnung der Lendenwirbelsäule

Sie liegen auf dem Rücken auf einer Matte und legen die Unterschenkel auf einen Stuhl oder Gymnastikball. Die Knie sind im Winkel von etwa 90 Grad gebeugt. Wichtig für die Dehnung ist, dass der ganze Rücken auf dem Boden aufliegt.

Das Hochlegen der Beine verbessert die Durchblutung des kleinen Beckens und den Rückfluss des Bluts durch die Venen. Darum hilft diese Übung auch bei schweren Beinen.
Führen Sie diese Übung so oft und so lange aus wie nötig.

ÜBUNG 4: Haltung gegen Ischialgie

Beginnen Sie im Vierfüßlerstand mit gekreuzten Beinen. Senken Sie nun das Gesäß in Richtung Ihrer Fersen. Halten Sie die Position einige Sekunden. Wiederholen Sie die Übung so oft, wie nötig ist, um die Muskeln zu entspannen.

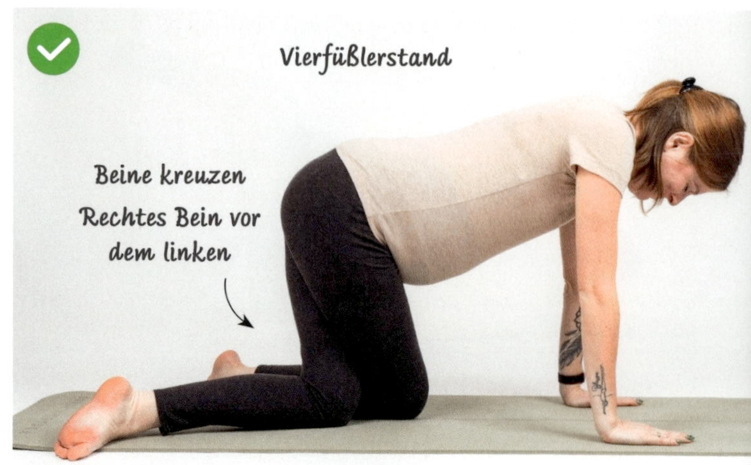

Extra

Wenn Sie unter Kniebeschwerden leiden oder wenn während der Übung Knieschmerzen auftreten, probieren Sie die sitzenden Dehnübungen aus dem Abschnitt »Ausstrahlender Schmerz Typ Ischialgie« (Seite 98).

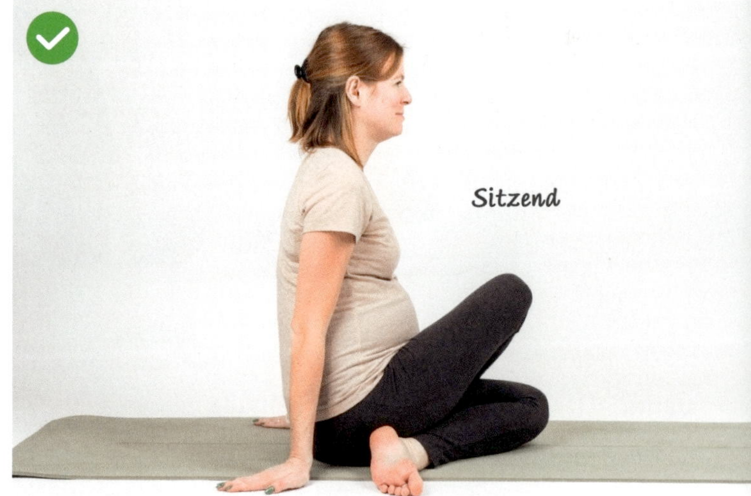

Übung 5: Seitliche Dehnung

Sie sitzen auf dem Boden und halten einen Gymnastikball unter einem Arm. Schieben Sie die rechte Körperseite sanft höher auf den Ball, um die Rippen zu dehnen und den Zwerchfellbereich zu öffnen. Atmen Sie tief ein. Führen Sie diese Dehnung auf beiden Seiten durch.

Ball unter dem rechten Arm
Rechte Körperseite auf den Ball schieben
Sitzend neben dem Ball
Tief ein- und ausatmen

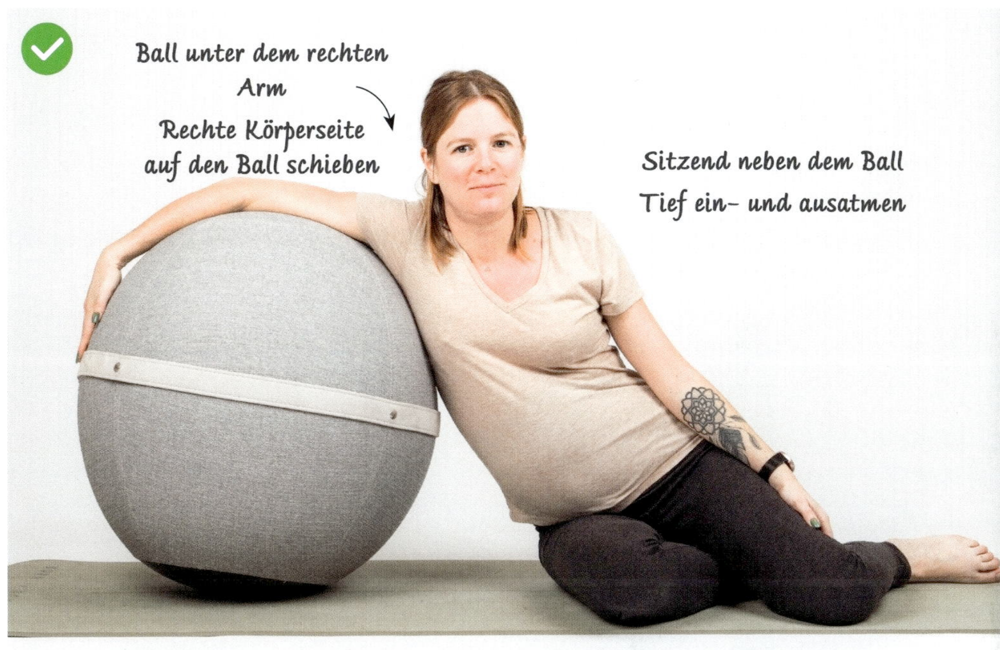

Diese Position bewirkt eine seitliche Öffnung des Brustkorbs. Sie ist ideal, wenn Sie Atembeschwerden haben oder unter Sodbrennen leiden. Sodbrennen tritt auf, wenn der Magen zwischen der wachsenden Gebärmutter und dem nicht ausreichend flexiblen Brustkorb eingeklemmt wird.

Übung 6: Rumpfdrehung

Sie sitzen im Schneidersitz aufrecht auf einer Matte. Richten Sie die Wirbelsäule bewusst auf.
Legen Sie Ihre linke Hand auf Ihr rechtes Bein. Drehen Sie den Oberkörper nach rechts, der Blick folgt der Drehung. Kehren Sie langsam in die Ausgangsposition zurück. Wiederholen Sie die Übung auf der anderen Seite.

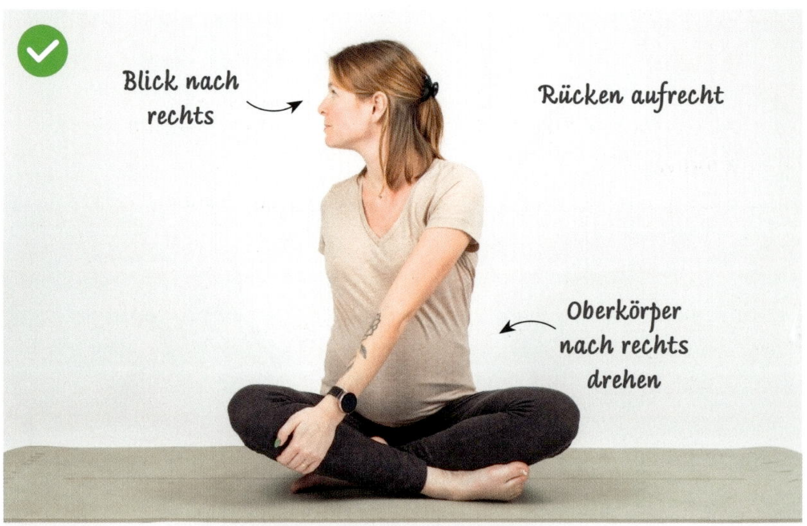

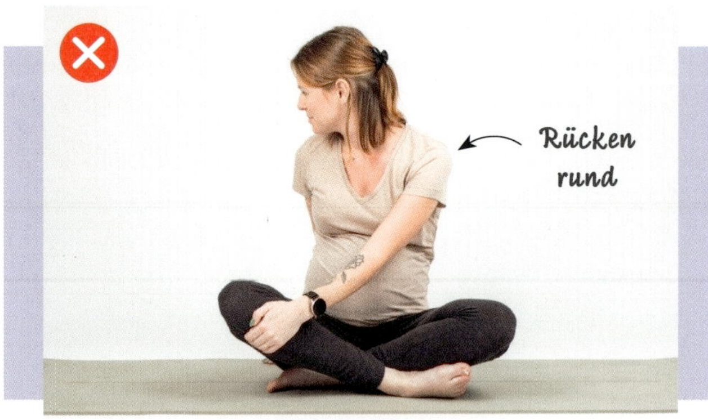

Dank

Wir danken allen, die uns bei diesem Projekt begleitet und unterstützt haben:
Portal Alyssa, im achten Monat schwanger, die uns als Modell zur Verfügung gestanden hat.
Aubry Cécile für die Fotos im ersten Teil des Buchs.
Habourdin Jeff für die Fotos im zweiten Teil des Buchs. Danke für deine schnelle Reaktion.
Unseren Lebensgefährten Pierre-Emmanuel und Sébastien für tägliche Ermutigung und viel Geduld.
Madame Di-Santo Audrey und dem Verlagshaus Mango, ohne die unser zweites Buch nie das Licht der Welt erblickt hätte.

Ein Jahr lang haben wir daran gearbeitet, diese Übungen zur Linderung alltäglicher Schmerzen zusammenzustellen.
Es war eine bereichernde Erfahrung für uns!

Impressum

ISBN 978-3-8094-4904-1

5. Auflage 2026

produktsicherheit@
penguinrandomhouse.de
(Vorstehende Angaben sind zugleich Pflichtinformationen nach GPSR.)

Die Originalausgabe erschien auf Französisch unter dem Titel *Soulager ses douleurs super simple – 130 postures et exercices en pas à pas*

Fotos: © Cécile Aubry et Jeff Habourdin

Illustrationen iStock©: solar22© S. 98, JFalcetti© S.103 und VectorMine© S. 130.

Projektleitung dieser Ausgabe: Martha Sprenger
Umschlaggestaltung: Timo Wenda
Übersetzung: Wiebke Krabbe
Redaktion und Producing:
Dr. Alex Klubertanz, Haßfurt
Herstellung: Franziska Polenz

Druck und Bindung: Alföldi Nyomda Zrt., Debrecen

Printed in Hungary